Dagmar Pauli & Norbert Messing

Der *kritische*

Einkaufsführer JOD

Bilanz der Belastungen und Risiken

Große Liste von Lebensmitteln
ohne künstliche Jodzusätze

Was wir noch essen können in Deutschland

Ein Handbuch für Jodempfindliche und
gesundheitsbewusste Verbraucher

VERLAG GANZHEITLICHE GESUNDHEIT

1. Auflage 2004

© Copyright Verlag Norbert Messing

Postfach 1217 · D-76663 Bad Schönborn

Telefon 07253/3718 · Fax 07253/33955

E-Mail: messing-vgg@t-online.de · Internet: www.messing-vgg.de

Satz: Livingpage, Münster

Gestaltung, Satz und Druck: Druckerei Steinmeier, Nördlingen

Alle Rechte vorbehalten. Nachdruck -auch auszugsweise- nur mit Genehmigung
des Verlages

ISBN 3-927124-47-8

Inhalt

Vorwort des Herausgebers

„Es gibt nichts Gutes, außer man tut es" – wusste schon Erich Kästner. Aber: Manchmal ist es gar nicht so einfach, dem schlichten aber höchst anspruchsvollen trefflichen Rat zu folgen. Will man gute Vorsätze verwirklichen, gilt es nämlich nicht nur, eingefleischte Gewohnheiten oder ganze Rudel von „inneren Schweinehunden" abzuschütteln. Man stößt vielmehr beispielsweise im Hinblick auf die künstlichen Jodbeigaben zum „täglichen Brot" auf unzählige praktische Probleme und Stolpersteine und muss schließlich fast resigniert feststellen, dass der Weg zum vernünftigen, verantwortungsbewussten Handeln verstellt scheint.

Verantwortlich dafür sind dubiose, weitgehend unter Ausschluss der Öffentlichkeit vorgenommene Manipulationen des produzierenden und verarbeitenden Gewerbes. Dies mag vielleicht etwas hart klingen, gibt aber nur ein Stück moderne Lebenswirklichkeit wider. Denn hier haben sich Praktiken und Abläufe eingebürgert, durch die der Kunde bereits vom „König" zum Statisten degradiert wurde. Man denke nur an die unüberschaubare Zahl teilweise bedenklicher Lebensmittel-Zusatzstoffe, und bei der Zwangsjodierung geschieht dies groteskerweise gar noch unter dem Motto „Gesünder essen". Begünstigt werden solche Fehlgriffe stets durch in der Sache unkundige, aber willfährige Behörden, die sich auf eine irregeführte und irreführende Fachwissenschaft, in diesem Fall Medizin und Ernährungsforschung, verlassen. Diese wiederum wird ihrerseits allzu leicht von Interessengruppen, Wissenschaftsschulen u.ä. für deren Ziele und Kampagnen instrumentalisiert.

Schaut man also ein wenig hinter die Kulissen der schönen neuen Welt künstlich aufgepeppter kulinarischer Köstlichkeiten, wie es die Autorin Dagmar Pauli hier unternimmt, so könnte man meinen, uns sei heute die Freiheit der Wahl, die Gelegenheit, das Gute zu ergreifen oder zu tun, verbaut. Dies gilt auf vielen Sektoren des Wirtschaftens, besonders brutal jedoch im Hinblick auf die Ernährung: denn hier hat sich die Industrie zwischen die Früchte von Feld & Flur (die eigentlichen „Lebens"-Mittel) und den Adressaten, den Konsumenten, gedrängt, im übereifrigen Bemühen, ihm durch „Verfeinerung" der Kost nicht nur den Gaumen zu kitzeln, sondern auch die Börse zu erleichtern. Geld verdienen zu wollen mag in einer Marktwirtschaft durchaus legitim und auch notwendig sein – wenn denn nur mit offenen Karten gespielt würde und der arglose Esser wüsste, auf was genau er sich einlässt. Gerade dies aber ist heute nicht mehr gewährleistet, wie der vorliegende Einkaufsführer demonstriert.

Jod-Kranke und Jodallergiker (auch solche gibt es, aller besserwisserischer „Schul-
gelehrsamkeit" zum Trotz) wissen ein Lied davon zu singen.

Doch keine Sorge: fundierte Warenkunde kann uns aus diesem Dilemma heraus-
helfen, und da, wo Gefahr ist, wächst das Rettende auch – wie Hölderlin so schön
sagte, und was sich hoffentlich auch in unseren Tagen bewahrheitet. Bausteine für
eine solche bessere Alltagsbewältigung und Zukunft halten Sie mit diesem Buch in
Händen. Wir wollen es der großen, wachsenden Gruppe von – oft ahnungslosen –
Jod-Sensiblen als eine Art Ariadnefaden und Ausweg aus dem Labyrinth der neu-
zeitlichen Gefährdungen an die Hand geben – wenn schon der Gesetzgeber diesem Personenkreis keine Gerechtigkeit und keinen Schutz zukommen lässt.

Der Ratgeber entstand während eines schmerzhaften und riskanten Lernprozesses
über viele Jahre des Leidens und Ausprobierens – und dafür sei an dieser Stelle
Frau Dagmar Pauli ein ausdrücklicher Dank ausgesprochen. Sie hat in vieler Hin-
sicht den immer gefährdeten „Vorkoster" gespielt und dafür auch manches erdul-
den, erleiden müssen. Denn für Jod-Kranke handelt es sich beim Essen nicht um
eine akademische Frage, sondern eine solche „auf Leben und Tod". Herausge-
kommen ist beim Probieren und Recherchieren ein echter Wegweiser für alle
Lebenslagen und nicht zuletzt auch der Trost:

**Selbst heute noch tun sich für denjenigen, der „strebend sich bemüht", also sach-
kundig und unabhängig informiert ist, verträgliche Alternativen auf!**

I. Einführung

Die meisten Leser der folgenden Zeilen werden ungläubig den Kopf schütteln, wenn sie hier erfahren, wie viele Nahrungs- und Genussmittel mittlerweile künstlich mit Jod(id) versetzt sind oder auf andere Weise Jod(id) enthalten, und wie wenig Lebensmittel übrig geblieben sind, die nicht künstlich mit Jod behandelt wurden.

Die von den beteiligten Interessengruppen erzeugte Jodhysterie hat hier gründliche Früchte getragen: Lebensmittel ohne künstliche Jodzusätze sind bei uns nahezu überhaupt nicht mehr zu bekommen, und die scheinbare Vielfalt eines großen Nahrungsangebotes ist auf den alles gleichschaltenden Nenner "jodiert" zu bringen, was für viele Menschen – der Schilddrüsenexperte Prof. Dr. Jürgen Hengstmann spricht bereits von 10-15 % der Bevölkerung mit steigender Tendenz – tatsächlich eine Hungerwüste bedeutet.

Betroffene, die alle Informationsmöglichkeiten ausschöpfen, um an nicht künstlich jodierte Lebensmittel zu kommen, werten es daher schon als kleinen Silberstreifen am Horizont, wenn im Internet auf einer Web-Seite über Ernährungsfragen die Diplom-Oecotrophologin Evelyn Bosse von der Produktentwicklung der Firma Hengstenberg zugibt: „Häufiger erreichen uns Protestschreiben zur Jodierung unserer Produkte. Im letzten Schreiben legte eine Verbraucherin ein Faltblatt des Buches „Jod-Krank, der Jahrhundertirrtum" bei, verfasst von Dagmar Braunschweig-Pauli,... In diesem Buch wird der Appell an die Lebensmittelindustrie zur Jodierung ihrer Produkte verurteilt." (erschien am 4. Mai 2001 in „www.yavivo–Information, Dialog und Service in der Medizin")

In den immer wiederkehrenden, einseitigen Fernseh-Sendungen über Schilddrüsenprobleme wird oft vor Jod als Medikament gewarnt, während Jod in Lebensmitteln – das dort ja längst künstlich als Medikament zugesetzt wird – als unbedenklich hingestellt wird. Das ist natürlich absurd: ein zusätzliches, unnötiges, und auch überdosiertes Medikament ist immer schlecht, ob es nun in Tablettenform eingenommen oder über die Nahrung zugeführt wird.

Dabei ist in Expertenkreisen unbestritten, dass Zusätze in Lebensmitteln unnötig sind. In der Juli-Ausgabe 2002 des „Readers Digest" ist auf S. 155 unter der Rubrik „Gesundheit" folgende dpa-Notiz mit der Überschrift: „Zusätze unnötig" veröffentlicht: „Lebensmittel mit Zusätzen anzureichern ist oft unnötig. Die dem so genannten Functional Food zugesetzten Ballaststoffe, Vitamine, Mineralien und Fettsäuren ließen sich ebenso gut – und zumeist viel preiswerter – durch normale Lebensmittel aufnehmen, berichtet die Stiftung Warentest in Berlin. Fraglich ist zudem, ob die einzelnen Zusätze ebenso positiv wirkten wie im natürlichen Verbund mit anderen Stoffen."

Der Schilddrüsenspezialist Professor Dr. Jürgen Hengstmann vom Berliner Urban-Krankenhaus äußert sich in einem „Pro- und Contra"-Interview über die Jodierung mit gutem Grunde ablehnend: „...Daten aus der Schweiz ergaben aber, dass zum Beispiel der Jodgehalt in einem Liter Milch zwischen weniger als 50 und mehr als 500 Mikrogramm schwanken kann. Schon vor 25 Jahren haben Erfahrungen im Jodmangelgebiet Hessen gezeigt, dass die tägliche Zugabe von 100 Mikrogramm Jodid die Schilddrüsenhormone im Blut selbst bei unter 40-Jährigen in den oberen Normbereich, kurz vor die Überfunktion, wandern ließ. Und die Häufigkeit der Entgleisung in eine Überfunktion nahm mit dem Alter der Patienten deutlich zu. Senioren haben also ein größeres Risiko, sich durch vermehrte Jodzufuhr zu schaden...Die 100 000 Schilddrüsenoperationen im Jahr in Deutschland sind...bei jüngeren" (Patienten, d. Autor) „Folge jetziger Überversorgung mit Jod. Angeblich soll das für die betroffenen Patienten nicht von Nachteil sein, da auf diese Weise eine sowieso behandlungsbedürftige Erkrankung früher erkannt und behandelt wird. In Wirklichkeit aber sind solche Fälle einer bislang verborgen gebliebenen speziellen Art der Überfunktion, die durch Erhöhung der Jodzufuhr zum Vorschein kommen, höchst selten.

Doch wie sieht es bei der relativ häufig auftretenden Basedow-Hyperthyreose aus? Hier ist der Jodumsatz in der Schilddrüse derart schnell, dass sie meist jodverarmt ist. Wird nun durch Lebensmittel (oder Medikamente) zusätzliches Jod aufgenommen, entstehen daraus schnell entsprechende Mengen an Schilddrüsenhormonen. Deren Wirkungen im Organismus hat der Patient zu erleiden.

Zu den typischen Basedow-Symptomen gehören unter anderem Herzrasen, Unruhe und Augenveränderungen.

Die medikamentöse Therapie der Schilddrüsenüberfunktion würde durch eine Minderung der Jodzufuhr dagegen erheblich erleichtert, denn Jodmangel erhöht die Wirksamkeit der thyreostatischen Medikamente.

Aber wie soll sich der Patient für diesen „gesunden" Jodmangel entscheiden, wenn er auf den Jodgehalt seiner Nahrung keinen Einfluss mehr hat, wenn er nicht einmal erfahren kann, wo Jod zugesetzt wurde und wo nicht?"

Wenn Jod deklariert wird, etwa durch den Zusatz „jodiertes Speisesalz" oder mit dem Gütesiegel" Bundesminister für Gesundheit: Gesünder mit Jodsalz", ist es kein Problem, die jodierten Lebensmittel zu erkennen.

Problematisch sind Jodgehalte, die

a) nicht deklariert werden müssen, weil 1993 die Lebensmittelzusatzstoffverordnung derart geändert wurde, dass Jodzusätze bei unverpackten Lebensmitteln

- also Brot und Backwaren, Wurstbrötchen etc. – nicht mehr angezeigt werden müssen;

b) der einzelne Bäcker vielleicht selber kein Jodsalz zusetzt, aber jodierte Backmischungen verwendet, was immer ein sehr gezieltes Nachfragen durch den Verbraucher und einen geduldigen Bäcker erfordert;

c) alle Fleisch- und Milchprodukte sowie Eier, deren Produkte ja zum großen Teil verpackt angeboten werden – also als jodiert deklariert werden müssten – , aber trotzdem nicht deklariert werden, weil der Vorgang der Jodierung bereits über das Futter – Mineralfuttergemische oder Lecksteine – passiert, und wofür sich die nachfolgenden Produzenten entweder nicht verantwortlich fühlen oder es einfach nicht wissen.

Zwangsjodierung per Viehjodierung ist gewollt

Die Jodierung der Verbraucher über den Umweg des Viehfutters war von den Jodbefürwortern als „möglichst frühe Einschleusung des Jodes in den Ernährungskreislauf" betrieben worden, und wurde mit Erfolg durchgesetzt. Dieser „Erfolg" bedeutet, dass es heute in Deutschland kein Grundnahrungsmittel mehr ohne künstlichen Jodzusatz gibt, von der Milch, über das Fleisch, bis zu den Eiern, und allen aus diesen Produkten hergestellten Folgeprodukten.

Zu denen gehören z.B., woran natürlich niemand denkt, auch **Impfstoffe**, die auf „bebrüteten Hühnereiern" (s. Pschyrembel, 259. Auflage, S. 1509) oder Kalbslymphe (=Pockenimpfstoff) gezüchtet werden..

Auf diesem Hintergrund erscheint der Hinweis der Jodbefürworter, einer Überjodierung und Gefährdung(!) durch zuviel Jod sei schon dadurch vorgebeugt, dass sich ja niemand das Essen versalzen wolle, einigermaßen makaber, da das jodierte Salz, wie wir sehen, tatsächlich gar nicht das Kardinalproblem in unserer Nahrung ist, sondern die heimlichen , undeklariert und unkontrolliert hohen Joddosen in fast sämtlichen Fleisch- und Milchprodukten.

Volle Jodakzeptanz im Bio-Bereich

Leider machen die Bio-Erzeuger hier keine rühmliche Ausnahme, so dass selbst die Bio-Nische für alle Menschen, die kein zusätzliches Jod vertragen, keinen Ausweg bedeutet.

Heimliche Jodierung verhindert Enttarnung von Jod als Krankheits-Auslöser

Allerdings wissen die wenigsten Verbraucher, ja selbst Erzeuger, davon, so dass die durch das zusätzliche Jod ausgelösten Probleme, die man vermeintlich gar nicht auf erkennbare Jodzusätze zurückführen kann, als schicksalhaft und unabwendbar gehalten werden.

Man stellt im besten Fall fest, dass man auch gar keine Fleisch- und Milchprodukte mehr verträgt, möglicherweise wird dann auch eine Laktose-Unverträglichkeit diagnostiziert, und findet sich damit ab, dass man offensichtlich lebenslang an (die gesundheitlich bedenklichen) Jodisationshemmer und Beta-Blocker gebunden bleibt.

Bis man zufällig im mediterranen Ausland – Frankreich, Italien, Spanien, Portugal, Israel -, aber auch in Polen, Ungarn, Irland, Schottland und England plötzlich feststellt, dass nach dem Verzehr von dort erzeugten Fleisch- und Milchprodukten und Eiern die in Deutschland mit deutschen Produkten unausbleiblichen Gesundheitsprobleme gar nicht mehr auftreten. Im Klartext: die angebliche Laktose-Unverträglichkeit tritt z.B. in Frankreich oder Italien oder einem der anderen genannten Länder oft nicht mehr auf, ebenso nicht das gefürchtete Herzrasen, oder die Herzrhythmusstörungen.

Veränderte Lebensbedingungen

Die Lebensbedingungen in Deutschland haben sich infolge der Jodierung der Lebensmittel wie folgt geändert:

- Die **Lebensqualität** wird durch die politisch gewollte Schadensinkaufnahme **zerstört**: die als Gesundheitsmaßnahme ausgegebene sogenannte „flächendeckende Jodierung" der Lebensmittel nimmt mit Billigung und Unterstützung der Gesundheitsbehörden, Krankenkassen und Mediziner in Kauf, dass die Bevölkerung, der man die Risiken und Nebenwirkungen einer Jodierung mit Hilfe einer einseitigen Werbekampagne bewusst vorenthalten hat, geschädigt wird. Der Radiologe Prof. Dr. Peter Pfannenstiel spricht in diesem Zusammenhang von „Massenenttarnungen" von durch Jod ausgelösten Schilddrüsenerkrankungen.

- Die **Ernährung** ist **gesundheitsschädigend** einseitig: da das Jod fast sämtlichen Lebensmitteln und Grundnahrungsmitteln zugesetzt wird, ist eine ausweichlose Zwangsjodierung, die gleichzeitig eine Zwangsmedikation darstellt, entstanden.

- Die **Therapiefreiheit** für diejenigen, die kein zusätzliches Jod vertragen, ist auf diese Weise mit einer totalitären Zwangsmaßnahme **beseitigt** worden.

- Das **Grundgesetz** der körperlichen Unversehrtheit (§2, Absatz 2, Grundgesetz: „Jeder Bürger hat das Recht auf körperliche Unversehrtheit") wurde durch diese Zwangsmaßnahme **außer Kraft gesetzt**.

- Die **Lebenskosten erhöhen sich** dadurch, dass erstens längere Einkaufsfahrten (Zeit/Benzinkosten), z.T. ins Ausland, nötig sind, um der Zwangsjodierung auszuweichen und an nicht jodierte Produkte zu gelangen, und zweitens weil unjodierte Produkte oft wegen ihrer besonders reinen Qualität teuerer sind als die jodierte „Massenware".

- **Sozialer Faktor:** jede Geselligkeit, jede Reise, jedes Unternehmen, bei dem eine Nahrungsaufnahme eingeschlossen ist, wird meist zum unüberwindlichen Hindernis, denn Jodbetroffene können nirgendwo mehr etwas mitessen. Nicht bei Freunden, nicht im Restaurant, nicht im Krankenhaus, nicht im Seniorenstift, nicht im Hotel, nicht in Gemeinschaftsküchen, oft nicht in der Kirche, weil das Abendmahlsbrot jodiert ist.
- Eine **menschenverachtende Ausgrenzung** ist das Ergebnis dieser zwangsweise veränderten Ernährungssituation in Deutschland.
- Die **Gesundheitsschädigung** durch aufgezwungenes Jod ist **Körperverletzung**.

Die erste Liste nicht künstlich jodierter Lebensmittel
Seit 1996 wehrt sich die Deutsche Selbsthilfegruppe der Jodallergiker, Morbus Basedow- und Hyperthyreosekranken in Trier (gegründet von Dagmar und Dr. Heinrich Pauli) gegen diesen menschenunwürdigen Zustand, der einer Demokratie unwürdig ist.
Zusammen mit immer mehr Jodgeschädigten, inzwischen auch im benachbarten Ausland Österreich, Schweiz und Luxemburg, wurden Hinweise auf Produkte gesammelt, die – noch oder wieder – keine künstlichen Jodzusätze enthalten, und denen kein deutsches Fleisch- und Milchprodukt sowie Eier zu Grunde liegen.
Diese erste Lebensmittelliste mit nicht jodierten Lebensmitteln nannte sich „Was wir noch essen können" und verstand sich als „Leitfaden einer von künstlichen Jodzusätzen freien Ernährung".

Die zweite Liste nicht künstlich jodierter Lebensmittel

Unser „Einkaufsführer Jod" ist eine Erweiterung und aktuelle Ergänzung dieser Liste.
Hinzugekommen sind über die Ernährung hinausgehende Problemlösungen, die für den Alltag der Menschen, die kein zusätzliches Jod vertragen, lebenserleichternd oder lebenserhaltend sein können, erprobte „Überlebens-Tipps" also: Argumentations-Tipps für Protestschreiben gegen die Zwangsjodierung, die für uns wichtigsten Nationalitäten-Kennzeichen, Jod in Nonfood, ein Fragebogen zur Jod-Unverträglichkeit, Zusammenstellung jodhaltiger und nicht jodhaltiger Medikamente, homöopathisches Mittel zur Ausleitung von Jod, Nahrungsergänzungsmittel, Urlaubsziele, Tipps für Behördenumgang wie Allergie-Pass, Attest zur Vorlage beim Finanzamt, Steuerbescheinigung....
Bitte beachten Sie grundsätzlich, dass alle folgenden Angaben auf aktuellen Erhebungen und Erfahrungen von Betroffenen beruhen.

Die hier gesammelten Informationen erheben deshalb keinen Anspruch auf Vollständigkeit, weswegen es nicht unbedingt heißt, dass ein Produkt jodiert ist, das hier nicht genannt wird.

Der Einkaufsführer kann also nur eine Art Wegweiser für Sie sein und Ihnen zeigen, wie Sie sich im Dschungel der deklarierten und undeklarierten jodierten Produkte zurechtfinden können.

Keine Sicherheit vor Jod-Produkten

Wegen der im In-und Ausland (z.B. Luxemburg) aber inzwischen auch sehr massiv durchgeführten Jod–Kampagnen und dem künstlich erzeugten „Marktdruck", können sich die zur Zeit jodfreien Produkte leider auch ändern.

Man kann sich folglich leider nicht mehr darauf verlassen, dass die jodfreie Qualität bestimmter Produkte auch immer erhalten bleibt.

Deswegen müssen Sie sich immer wieder neu zusätzlich selbst anhand der Deklaration vergewissern, ob der Stand der jodfreien Produktion immer noch unverändert ist, und wenn sich Veränderungen ergeben haben sollten, sind wir dankbar für entsprechende Tipps, um unsere Liste aktualisieren zu können.

Außerdem sind wir auch dankbar für jeden Hinweis auf Hersteller jodfreier Produkte, vor allem unjodierter Fleisch- und Milchprodukte, Eier und Geflügel.

Diese Sparte ist seit nunmehr zehn Jahren das große Sorgenkind in unserer Ernährung.

Denn die meisten im Handel befindlichen Fleisch- und Milchprodukte aus deutscher Produktion – auch aus dem Biobereich – sind über das Viehfutter jodiert, was heißt: es gibt praktisch kein unjodiertes deutsches Milchprodukt (die vereinzelten Bauern, die wirklich kein Jod zufüttern, sind nur wenigen Kunden bekannt, und deren Produkte treten im Handel nicht in Erscheinung).

Neuerdings scheint sich hier ein Silberstreifen am Horizont abzeichnen zu wollen: DEMETER bekundete am 20.01.2003, eine Liste von Vertragsbauern zu erstellen, die sowohl keine jodierten Futtermittelzusätze verfüttern als auch bei der Verarbeitung von Fleisch und Wurst kein Jodsalz verwenden (s. „Aktuelles" der Website: www.jodkrank.de).

Fragen Sie dort nach, wann diese Liste erscheinen wird. Erfahrungsgemäß beschleunigen Nachfragen die Bearbeitungszeit – und auch die Bereitschaft, eine problematische Angelegenheit in Angriff zu nehmen.

Kontakt: info@demeter.de. Adresse von Redaktion und Herausgeber:

Demeter Marktforum e.V., Brandschneise 1, 64295 Darmstadt, Telefon 06155/8469-0, Fax. 8469-11

Argumentations-Tips für Ihr Anschreiben:

Die zusätzliche, also **künstliche Jodierung** der verschiedenen Futtermittel ist **nicht
ökologisch** – widerspricht also dem Konzept des ökologischen Landbaus und der
ökologischen Viehzucht – , weil es dadurch über die Nahrungskette zu einer un-
kontrollierten Summierung des Stoffes Jod kommt: zunächst für das Tier und dann
für den Menschen.

Dadurch entstehen – über die nötigen Spuren hinausgehende – Jodmengen, die
nachweislich hochgiftig sind und zu **schweren Jodschäden führen.**

Aus diesem Grunde ist die Jodierung der Tiernahrung auch **unethisch** und **unmora-
lisch,** weil durch sie über die Ernährung Menschen ausweglos einem schweren Gift
ausgeliefert werden.

**Die künstliche Jodierung der Futtermittel unterhöhlt das uns garantierte Freiwillig-
keitsprinzip und verletzt das Grundgesetz.**

Die **aufgezwungenen Jodschädigungen** bedeuten **Folter** – das ist eine **Menschen-
rechtsverletzung** im Sinne der von der Generalversammlung der Vereinten Natio-
nen am 10. Dezember 1948 verkündeten allgemeinen Erklärung der Menschen-
rechte.

Forderung: **Kein Jod ins Viehfutter!** Wir fordern unbelastete und naturreine Lebensmittel!

II. Nationalitätenkennzeichen

Milch- und Fleischerzeugnisse aus anderen Ländern, die überregional vertrieben werden, müssen ein ovales Nationalitätenkennzeichen aufweisen. Da Produkte aus den EU-Staaten wie z.B. Frankreich, Belgien, Holland, Italien, Spanien, England, Irland, sowie Erzeugnisse aus den osteuropäischen Staaten Polen, Tschechien, Slowakei und Ungarn, aus den GUS-Staaten und solche aus Übersee wie Neuseeland, Australien, Südamerika und Kanada laut Deklaration (was unsere Erfahrungen bestätigen) ohne künstliche Jodzusätze sind, und in diesen Ländern auch das Viehfutter nicht jodiert wird, ist diese Nationalitäten-Kennzeichnung für alle, die kein künstliches Jod vertragen, von großer Bedeutung.

Leider sind diese ovalen Zeichen recht klein und oft an versteckter Stelle angebracht.

Mit einer Ausnahme, die hier genannt wird, sind sie meist verlässlich: die irische **Kerry-Gold-Butter**, die auf Grund ihrer **Reinheit** (lassen Sie sich nicht von Testergebnissen verunsichern, in denen diese Butter nicht gut abschneidet: **Kerry-Gold-Butter** ist von **tadelloser Qualität**!) sogar von Jodallergikern uneingeschränkt vertragen wird, gelangt in Containern nach Deutschland, wo sie erst verpackt wird und deshalb – irreführenderweise – im ovalen Kennzeichen ein „D" für Deutschland zeigt. Das ist nicht korrekt: diese Butter ist unverfälschte irische Butter – ohne irgendeinen deutschen Zusatz (Gott sei Dank!) – und müsste eigentlich das Zeichen „IE" für Irland tragen.

AR	Argentinien	IL	Israel
AU	Australien	IT	Italien (oft nur: I)
BE	Belgien	JO	Jordanien
BG	Bulgarien	LU	Luxemburg
BO	Bolivien	MA	Marokko
BR	Brasilien	NL	Niederlande
BY	Weißrussland	NZ	Neuseeland
CA	Kanada	PH	Philippinen
CL	Chile	PL	Polen
CO	Kolumbien	PT	Portugal
CR	Costa Rica	RO	Rumänien
CU	Kuba	RU	Russland
CY	Zypern	SE	Schweden
CZ	Tschechische Republik	SY	Syrien
DZ	Algerien	TH	Thailand
EG	Ägypten	TN	Tunesien
ES	Spanien	TR	Türkei
FR	Frankreich (oft nur: F)	UA	Ukraine
GB	England	UY	Uruguay
GE	Georgien	VE	Venezuela
HR	Kroatien	VN	Vietnam
HU	Ungarn	XE	Australisch Ozeanien
ID	Indonesien	YU	Jugoslawien
IE	Irland	ZA	Südafrika

III. Lebensmittel

1. Brot
a) Brotsorten – b)Regionale Brot-Einkaufsquellen – c) Reisgebäck – d) Zwieback – e) Paniermehl – f) Soziologische Auswirkungen der Brotjodierung – g) Brot in Luxemburg

a) Brotsorten
Auf diesem Gebiet hat sich glücklicherweise die noch vor wenigen Jahren dramatische Situation, gar kein tägliches Brot mehr bekommen zu können, etwas entschärft. Nicht zuletzt dadurch, dass viele Bäcker durch die Jodierung ihrer Produkte erhebliche wirtschaftliche Einbußen erlitten haben, weil viele ihrer Kunden wegblieben. Denn was sollten diese auch ein Brot kaufen, das sie nur krank machte?

So gibt es nun im Handel wieder eine größere Auswahl verschiedener Brotsorten ohne künstlichen Jodzusatz, und die Hersteller dieser derart gesundheitserhaltenden Backwaren erfreuen sich deshalb immer größer werdender Beliebtheit.

Achtung unbedingt bei Backmischungen, und leider neuerdings auch bei **Bio-Backmischungen (z.B. von Boehringer, www.boehringer-ingelheim.com),** die jodiert sind.

Fragen Sie also immer nach, ob Backmischungen verwendet werden.

Hier einige Beispiele für unjodierte Brote aus verschiedenen Lebensmittel-Ketten:

„Dauner Landbrot";

„Wepu"-Leinsamen-Mischbrot;

„Reineke Vollwertbrot";

„Kronenbrot" – Sonnenblumen/ Bauernschwarzbrot

„Lieken-Urkorn" (jetzt: „Kamps" Backwaren): „Kerni" u.a. als:" Das Bäuerliche Roggenvollkornbrot" und „Das Rheinische";

„Wendeln Brot" (ebenfalls „Lieken"-Gruppe)

Bundesweit – und wohl auch im benachbarten Ausland (bin für Bestätigung aus Österreich, der Schweiz und Luxemburg dankbar) – auf dem Markt sind die vielfältigen „Golden Toast"-Produkte – sehr beliebt bei Kindern (mittlerweile von der italienischen Firma „Barilla" übernommen).

Überall bei Edeka – und auch im benachbarten Ausland wie Luxemburg und Österreich – zu haben ist die große Auswahl an Vollkornbroten der Firma „Pema", Vollkorn-Spezialitäten aus D-95163 Weissenstadt, die auch die in Reformhäusern erhältlichen **Drei-Pauly**-Kekse (diese mit Meersalz) herstellt.

Eine besondere Pema-Spezialität: „Fränkisches Vollkornbrot", reines Roggen-Vollkornbrot. Zutaten sind: „Roggen-Vollkorn 57% (Teilweise als Sauerteig), Wasser, Salz, Backhefe und sonst nichts!"

Ferner sind Produkte der Firmen **Weber, Mestemacher, Harry,** und die Brötchen, Hörnchen und Croissants von **Knack&Back** (Pillsbury) aus dem Kühlregal ohne Jodzusätze.

Knäckebrot-Freunde können sich auch freuen: Mehrkorn-Knäckebrot, Roggen Dünn, Sesam-Knäcke von **WASA** sind nur mit „Salz" gebacken.

Ebenso das hauchdünne und knusprige „Crisp" von **WASA**, das sich auf Grund seiner handlichen Verpackung – 2 Snackpacks a 100g – gut als Proviant für unterwegs eignet.

Vorsicht aber immer bei Milchzusätzen: da auf den Packungen steht, dass diese Knäckebrote in Deutschland hergestellt werden, wird wahrscheinlich auch deutsche Milch für das eigentlich unjodierte „Mjölk"-Knäcke verwendet, die ja über das Viehfutter jodiert ist, und somit also **Jod in der Tarnkappe** ins unjodierte Knäcke einschleust!

- Knäcke von **Burger**, der ersten deutschen Knäckebrotfabrik (seit 1931, das Korn ist aus kontrolliertem Anbau, es werden keine Hefen, keine Zusatzstoffe und keine Konservierungsstoffe zugesetzt. Im Internet unter http://www.burgerknaecke.de/. Telefon-Hotline: 039/219230), ist ebenfalls unjodiert. Das „**Roggen-Vollkorn-Knäckebrot Urtyp**" enthält folgende Zutaten: Roggenvollkornmehl, Gerstenmalzmehl und Speisesalz.

Brot-Chips – von „Lieken" sind die pikanten, gut als Reiseproviant zu verwendenden Brot-Chips „Bake Rolls", hergestellt in Griechenland, Zutaten: „Weizenmehl, pflanzliche Öle, Sesam, Hefe, Salz, Zucker." Von „Leimer" (Gebrüder Leimer, D-83278 Traunstein, eMail: Marketing@leimer.de) sind – u.a. bei Edeka – die in Italien hergestellten fein gerösteten „**Bruschetta piccole piccanti**" verschiedener pikanter Geschmacksrichtungen (z.B. Zwiebel/Oregano und Knoblauch/Basilikum) im Handel. Zutaten: Weizenmehl, Pflanzenöl, Salz, Zucker, Hefe, Zwiebeln, Oregano bzw. Knoblauch/Basilikum. Emulgator: Lecithin.

b) Regionale Brot-Einkaufsquellen:

D- 10715 Berlin : Ebenfalls auf der gesunden Seite sind Sie mit Produkten der Demeter-Vollkornbäckerei Weichardt in D-10715 Berlin-Wilmersdorf, Mehlitzstr. 7, Tel.:030/ 8738099, die in ihrem kleinen Stehkaffee außerdem Informationsmaterial zur Jodproblematik ausliegen hat.

Berliner haben zusätzlich das Glück, im französischen Kaufhaus „Lafayette" die köstlichen „Croissants pur beurre", „Brioche a la Creme fraiche" und „Pain brioche" kaufen zu können, dazu auch französische Butter, Sahne, Joghurt, Milch, Käse etc: eben alles was das Herz eines Feinschmeckers erfreut.

D-29571 Hofladen Amelinghausen: Bauckhof Demeter Naturkost, Duhenweitz 4, 29571 Rosche, Tel.: 05803/ 9873-0, Fax.: 05803/ 1241, EMail: info@bauckhof.de, www.bauckhof.de. Internetversand von jodfreien Lebensmitteln: a)Brot, nur mit Steinsalz gebacken, b) Milch und Milchprodukte (siehe unter „Milch- und Milchprodukte").

D-54290 Trier: Wochenmarkt auf dem Viehmarktplatz jeweils Dienstag und Freitag von 8 bis 13 Uhr: Pfalzfelder Brot (Bäckermeister M.M. Müller) – viele unjodierte Brotsorten, original Pfalzfelder Bauernbrot (Weizenmischbrot), Krustenbrot, Kürbiskernbrot (90% Roggen,10% Weizen), Roggenmisch- und Sonnenblumenbrot, alle Vollkornbrote und alle Brötchen, auch Vollkorn- und Roggen – Brötchen.

D-86495 Eurasburg: Friedlhof Adelheid Colsman, Hergertswiesen 2,Tel: 08208/240, Fax.: 08208/ 8125. Frau Colsmann bietet 12 Brotsorten, auch Vollkornborte, an, außerdem Laugen-Brezeln. Weitere Friedlhof-Erzeugnisse unter: **Milch- und Fleischprodukte.**

D-91126 Schwabach/Unterreichenbach: Bäckerei Großmann

D-91443 Scheinfeld: Bäckerei Mergenthaler, Hauptstraße 22

D-91462 Dachsbach: Bäckerei Erbel, Hindenburgplatz 1, verwendet kein jodiertes Speisesalz und beliefert auch a) Reformhaus Berger, Wilhelmstr. 45 und b) Naturkost „Anderland", Würzburger Str. 16 in **91413 Neustadt/Aisch**

D-18258 Rukieten: Brotgetreide: Weizen, Roggen, Reetwiesenhof Ökologische Landwirtschaft, Dr. Jörg Gerke, Ausbau 5, Tel.: 038453-20400, Fax.: 038453-52131. Unjodiertes Rindfleisch von „Deutsch-Angus-Rindern" vom Reetwiesenhof unter: **Rindfleisch**

Brot zum Selberbacken

Wenn Sie doch Ihr Brot lieber selber backen, versuchen Sie einmal das folgende, leicht umzusetzende Rezept (von Dr. Heinrich Pauli):

„Rezept für ein original Römertopf-Brot:

Zutaten: entweder großer oder kleiner Römertopf, danach richtet sich die Mehl-Menge, also 1 bzw. 2 kg Weizenmehl (u.a. „Dennree", in Bio-Läden zu bekommen):

1 kg Mehl (kleiner Römertopf): 4 kleine Teelöffel Speisesalz (!) 700 cm3 gut handwarmes Wasser, darin 2 Hefewürfel auflösen; Hefe-Wasser-Mischung mit dem Mehl gut verrühren, bis sich der Teig vom Rand der Schüssel löst. Schüssel mit

III. Lebensmittel | 19

frischem Handtuch abdecken und zum Aufgehen des Teiges an vor Zugluft geschützter Stelle ca. 1 Stunde stehen lassen. Danach Teig mit Mehl bestäuben, ebenfalls die Arbeits-Platte, und den Teig gut durchkneten. Das Unterteil des Römertopfes mit Backpapier auslegen, den Teig daraufgeben, und erneut gehen lassen. Nach ca. ½ Stunde bei 200 Grad 60 Minuten backen. Dann: Ofen ausschalten, Brot bei geschlossener Ofentüre noch ziehen lassen. Dann mit Backpapier herausheben, vom Backpapier lösen und Brot auf ein Rost legen. Haltbarkeit: 2-3 Tage; weil es gut durchgebacken ist, lässt es sich auch gut einfrieren.

2 kg Mehl (großer Römertopf): 6 kleine Teelöffel Speisesalz (!), 14oo cm3 handwarmes Wasser mit 3 Hefewürfeln vermischen, 12o Minuten backen.

c) Reisgebäck

Vollkorn-Reiswaffeln der belgischen Firma lima enthalten kein Salz und sind aus kontrolliert biologischem Anbau (http://www.limafood.com/). Gerade für geistig angestrengt arbeitende Menschen sind sie eine echte Kraftnahrung.

Geröstete **Reiskorne** aus Vietnam enthalten ebenfalls nur Salz neben pflanzlichem Öl. (Bezugsquelle: Pure Mountain GmbH, Brandenburger Str.7, Leipzig).

d) Zwieback

„**Praum**"- Friedrichsdorfer Zwieback seit 1850. Zutaten: Weizenmehl, Zucker, Pflanzenfett, Hefe, Speisesalz, Malz, Gewürze. Von derselben Firma gibt es, ebenfalls unjodiert, noch Butter-, Vollkorn– und Dreikorn-Zwieback, Knabbergebäcke und Gebäckspezialitäten. F.W. Praum GmbH & Co. 61381 Friedrichsdorf/Ts., Tel.: 06172/ 778057, Fax.: 06172/ 77805

„**Auga**"-Zwieback aus Chateauroux in Frankreich, den es auch in deutschen Supermärkten (z.B. bei Edeka) gibt.

Immer beachten: Seien Sie grundsätzlich vorsichtig bei Zusätzen in Backwaren, die deutsche Milch – z.B. Molkepulver – und deutsche Eier – z.B. Vollei – zum Ausgangsprodukt haben. Deshalb ist Vorsicht auch bei nichtjodiertem Zwieback geboten , wenn er mit Vollei hergestellt ist, es sei denn, es ist ein französisches Produkt, wie der eben aufgeführte französische „Auga"-Zwieback.

e) Paniermehl

Die Firma „**Leimer**" (REWE) bietet Paniermehl aus ofenfrischem Weißbrot an, das nur mit Salz gebacken ist.

f) Soziologische Auswirkungen der Brotjodierung

Bei den Protestanten wird Brot – keine ungesalzenen Oblaten wie in der katholischen Kirche – zum Abendmahl gereicht, und das ist ja nun jodiert, also für die meisten Abendmahlsteilnehmer ungenießbar.

Trier

Hinweise von Betroffenen haben in der evangelischen Kirchengemeinde von Trier dazu geführt, dass alle evangelischen Pfarrer sich darüber einig wurden, ab sofort (Anfang 2002) nur noch **garantiert unjodiertes Brot zum Abendmahl** zu reichen. Im Gemeindebrief der Evangelischen Kirchengemeinde Trier steht in der Februar-Ausgabe 2002 folgende Anzeige:

„Jodfreies Brot
Auf Anregung von Jod-Allergikern wird unsere Gemeinde bei
Abendmahlsfeiern künftig Brot anbieten, das mit jodfreiem Salz
gebacken wurde. Damit möchten wir all den Menschen, die von einer
Jod-Allergie betroffen sind, eine sichere Teilnahme an der Mahlge-
meinschaft ermöglichen."

g) Brot in Luxemburg

EMail: scottboulangerie@internet.lu – Brot wird mit Himalaya-Kristall-Salz gebacken.

h) Brot in der Schweiz

CH-6063 Stalden: die Traditionsbäckerei „Beck Berwert", Schwanderstrasse 22, hat sich entschlossen, auf jodiertes Salz zu verzichten, nachdem der Chef Marco Berwert die Internetseite www.jodkrank.ch gelesen hatte. Sie legen viel Wert auf die handwerkliche Herstellung von Brot und Gebäcken, produzieren alles noch von Grund her und setzen hauptsächlich Vorteige sowie selbstgezüchteten Sauerteig in ihren Produkten ein. „Paradepferd" ist das „Schwanderbrot", hergestellt aus eigener Weizen-Roggenmehlmischung, das sich lange frisch hält.

2. Milch und Milchprodukte

Diese Sparte ist das große Sorgenkind in unserer Ernährung. Macht doch die generelle Viehfutterjodierung aus der vermeintlichen freiwilligen Jodprophylaxe sozusagen durch die Hintertüre, weil heimlich!, eine tatsächlich juristisch beklagbare Zwangsjodierung. Denn die Menschen, die durch Jod irreparable Gesundheitsschädigungen erleiden, können sich nun in Deutschland nicht mehr mit deutschen Lebensmitteln ernähren.

Nahezu alle Milchprodukte deutscher Erzeugung sind mehr oder weniger durch Jodzusätze kontaminiert, auch die von Bio-Erzeugern.

Obwohl einige Tiere das Jod nur mit der Winterfütterung erhalten, reicht das über Monate angesammelte Joddepot im Tierkörper aus, um die Milcherzeugnisse aber ganzjährig so stark mit Jod zu belasten, dass sie für einen immer größer werdenden Personenkreis ungenießbar sind.

Wer von den Jodgeschädigten das Glück hat, in östlichen Bundesländern zu wohnen, nimmt Einkaufsfahrten bis zu 600 km und mehr in Kauf, um sich in **Polen** mit Milch- und Milchprodukten einzudecken, die alle undjodiert und deshalb uneingeschränkt verträglich sind. Auch für Jodallergiker.

Wer von den Jodgeschädigten hingegen in westlichen Bundesländern lebt, fährt zum Einkaufen gesunder, weil unjodierter Fleisch-und Milchprodukte, nach **Luxemburg** oder **Frankreich**. Auch hier: alle Milch-Produkte sind bisher selbst von der empfindlichsten Gruppe der Jodgeschädigten, den Jodallergikern, uneingeschränkt vertragen worden. Genuss ohne Reue also. Weil – frei nach einem zur Zeit beliebten Werbeslogan – sie es sich wert sind.

Im Ergebnis läuft die den deutschen Erzeugern – oft ohne entsprechende Aufklärung – untergejubelte Viehfutterjodierung auf eine bald spürbare Umsatzeinbuße hinaus: Denn wenn viele Verbraucher auch noch gar nicht wissen, dass der Grund, weshalb sie auf einmal keine Milchprodukte mehr vertragen – beliebteste Fehldiagnose: Lactose-Unverträglichkeit! – das künstliche Jod in der Milch ist, so finden viele aber selber heraus, dass sie nach dem inzwischen zweifelhaften Genuss von Milchprodukten plötzlich Herzrasen, oder Pickel, oder Übelkeit, oder Schweißausbrüche, ja sogar Ohnmachtsanfälle bekommen. („Komisch, immer wenn ich Joghurt esse, bekomme ich Herzrasen".) Selbstverständlich wird das nun als gesundheitlich problematisch erfahrene Lebensmittel gemieden, sprich nicht mehr gekauft, worauf sich wieder Wohlbefinden einstellt. Bis eventuell zur nächsten Mahlzeit, die ja wieder auf die eine oder andere Weise jodiert ist.

Wenn sich unter den Verbrauchern langsam, aber sicher herumgesprochen haben wird, dass sie das für sie gesundheitsschädliche Jod ohne informiert worden zu sein zwangsweise über die Milchprodukte zu sich genommen haben, wird der Unmut nicht lange auf sich warten lassen, und einen neuen Prestigeverlust der Landwirtschaft nach sich ziehen.

Eigentlich kann sich unsere deutsche Landwirtschaft einen solchen Skandal, der genauso flächendeckend sein wird wie vorher die Jodierung, nicht leisten.

a) Milch – Der große Mangel

Eine im deutschen **Handel** befindliche unjodierte Milch aus deutscher Produktion ist mir nicht bekannt. Wir sind im Gespräch mit dem Management des großen französischen Lebensmittel-Produzenten „match", was die Möglichkeiten angeht, die hervorragenden „match"-Milch-Produkte bundesweit kaufen zu können.

Frischmilch direkt vom Bauernhof:
http://www.bauckhof.de/ – D-29571 Hofladen Amelinghausen, Duhenweitz 4, 29571 Rosche: Milch, Sahne, Créme fraiche. Aber kein Versand von Frischmilch-produkten. Nach Aussagen von Mitarbeitern (Information vom 21. Juli 2003) wird dem Viehfutter kein Jodsalz zugesetzt, und es werden auch keine jodhaltigen Desinfektionsmittel benutzt. Fragen Sie aber vorsorglich immer nach, ob das auch jetzt noch so ist!

Unjodierte **Rohmilch** ist auch auf dem **Friedlhof in 86495 Eurasburg, Hergertswie-sen 2**, nach Rücksprache mit Frau Colsman (Tel.: 08208/ 240) zu kaufen.

Berlin
„Lafayette", das französische Kaufhaus in der Friedrichstraße 76-78 / Ecke Französische Straße, bietet auch verschiedene französische Milchsorten an.

b) Butter
In Deutschland gibt es leider nur eine überall zu erhaltene, auch von Jodallergikern zu vertragene Butter, das ist die irische **„Kerrygold".**

Aber **Vorsicht,** wenn sie gesalzen ist. Laut einem Schreiben vom 15. April 2003 der „IDB Deutschland GmbH & Co. KG" (Westparkstr. 130, D-47803 Krefeld), die die Kerrygold Butter in Deutschland vermarktet, ist **gesalzene Kerrygold Butter „nicht jodfrei".**

Eine französische Butter, die ich bis jetzt nur in dem **Trierer Wildspezialitäten-Laden „Wild-Schubert", Am Herrenbrünnchen 2, 54295 Trier, Tel.: 0651/ 3243,** entdeckt habe, ist die „Beurre cru a la Baratte Bois Doux, moulé a la Main" von Pascal Beillevaire, fabriqué par SARL , ETS Beillevaire, F-44270 Machecoul, France.

Berlin
„Lafayette", das französische Kaufhaus in der Friedrichstraße 76-78 / Ecke Französische Straße, hat im Souterrain ein kleines, aber vorzügliches Sortiment von französischen Milch-Produkten, darunter auch Butter.

Auch aus Frankreich sind: **Bretonische Rohmilchbutter** (im Fass geschlagen), 100g/Euro 1,28, Best-Nr:: 6246 618, und **„Motte Dàntan"** französische Sauer-rahmbutter (mit Meersalz aus den Guérande-Salzgärten), 1kg/Euro 14,40, Best.-Nr.: 6246 718, die Sie bei **„Manufactum"** (www.manufactum.de) – aus den brot&butter-Läden – bekommen können. Bestellung per Fax.: 02309/ 939 870, oder per Tel.: 02309/ 939 050. Die **„brot&butter"**-Läden von Manufactum gibt es in folgenden Manufactum-Warenhäusern:

In **Berlin** – im Hardenberg-Haus am Ernst-Reuter-Platz,

In **Düsseldorf** – ehemalige Schalterhalle von Merck, Finck und Co., Steinstraße, und demnächst auch in

Frankfurt-Bornheim – ehemaliges Merianbad am Merianplatz.

c) Sahne – Mangel

Wir sind im Gespräch mit der französischen Kette „match" was die Einfuhr französischer Sahne und anderer Milchprodukte angeht.
Sahne vom Bauernhof: s. www.bauckhof.de
Berlin
„Lafayette", das französische Kaufhaus führt auch französische Sahne.

d) Créme fraiche

„Nicolait" – Créme fraiche, Original Französischer Sauerrahm, 30 % Fett. Hersteller „Unicoolait", 57401 Sarrebourg, Frankreich.

„Le President" – Créme fraiche, Frankreich

„Mascarpone", original italienisches Produkt, ist in verschiedenen Supermarkt-Ketten zu bekommen.
s. http://www.bauckhof.de/

Berlin
„Lafayette", das französische Kaufhaus, führt auch Créme fraiche.

e) Joghurt

„Nestlé"- LC1 vanilla pur, kleine 4-er Packung aus Frankreich – auf den Stempel (F) achten! Inzwischen erreichen uns Hinweise von Verbrauchern, daß die aus Frankreich stammenden Packungen nicht mehr erhältlich sind. Fragen Sie bei Ihrem Händler nach und protestieren Sie gegebenenfalls dagegen, daß französische Qualitätsprodukte aus dem Sortiment genommen werden!
- Mousse au chocolat, vanille, caramel – nur kleine 4-er Packung (F)
Berlin
„Lafayette", das französische Kaufhaus führt französischen Joghurt.

f) Quark

Der einzige unjodierte Quark, den wir bis jetzt im deutschen Handel finden konnten, ist von der französischen Firma „Nicolait" als „Nicocreme natur" in verschiedenen Fettstufen oder als „Nicovanille" mit Vanillegeschmack, zu bekommen bei EDEKA, aber auch bei REWE. Fragen Sie in Ihrem Supermarkt nach, ob er dort auch ins Angebot genommen werden kann.
Berlin
„Lafayette", das französische Kaufhaus, hat Quark der verschiedenen Fettstufen im Sortiment.

3. Margarine

Fein heraus ist, wer pflanzliche Speisefette bevorzugt.

Es gibt eine ganze Reihe kochsalzfreier Margarinen, z.B. der Marke „Becel". Aber Vorsicht: es darf keine Milch als Emulgator verwendet werden. Deshalb müssen Sie auf den Zusatz achten: „"Frei von Milchbestandteilen" oder in der Deklaration:" Eiweiß=0". Verträglich und von überzeugender Qualität ist die „Sonnenblumenmargarine" der REWE-Eigenmarke „Ja". Hoffentlich lassen die Hersteller dieses Produkt, wie es ist.

4. Käse

a) Käsesorten

Neben dem Kerrygold-„Dubliner" und „irish cheddar", ebenfalls von Kerrygold, sind französische, spanische und italienische Käse (z.B. spanischer Schafskäse, italienischer Parmesan und Provolone etc.) in der Regel problemlos, sofern nicht aus deutscher Milch hergestellt, wie eine Sorte des italienischen Mozzarella. „Doch die wenigsten Mozzarella-Fans wissen, dass der Käse auf ihren Tellern meist ein echter Bayer ist. Ein Großteil des bei uns erhältlichen Mozzarellas wird von heimischen Käsereien aus Kuhmilch hergestellt." (Zeitungsbericht vom 15. 9. 2001 im „Fränkischen Tag", Bamberg)

Im Grunde sind Sie mit jedem original-italienischen oder original-französischen Käse auf der sicheren Seite. Auch führen viele Bioläden Käse italienischer und französischer Bio-Erzeuger, bei denen die verarbeitete Milch bestimmt nicht aus Deutschland kommt, was bei Käsen aus großen Käserein – im Zeichen der EU – nicht ungewöhnlich ist.

So ist zum Beispiel die in Portugal erhältliche H-Milch aus Brandenburg importiert. Auch bei bulgarischem und griechischem Schafskäse ist Vorsicht geboten. Ein Importeur sagte uns, dass in diesen Produkten auch Jodzusätze seien.

Fragen Sie also, fragen, und immer wieder fragen, das gehört auch europaweit zum Ernährungsalltag von Menschen, die kein künstliches Jod vertragen.

In den meisten Supermarkt-Ketten zu haben sind :

„Fol Epi" – ein französischer Schnittkäse (aus der Fromagerie Perreault, F-53204 Chateau-Gontier), der auch in Scheiben abgepackt im Kühlregal zu finden ist.

„Mozzarella" der italienischen Firma „Galbani",

"Le Tartare" (Zutaten: Frischkäse, Speisesalz, Knoblauch, feine Kräuter, Pfeffer) – der original französische Frischkäse mit dem Qualitäts-Stempel: „Frei von jeglichen Zusatzstoffen".

b) Regionale Käse-Bezugsquellen

Wir selbst beziehen aus einem kleinen Hunsrücker Brot- und Käseladen von M.M. Müller, Hausbayerstr. 8, 56291 Pfalzfeld, Tel.: 06746/ 9301; Fax.: 06746/ 9302, der jeweils am Freitag auf dem **Trierer Wochenmarkt** auf dem Viehmarktplatz zu finden ist, italienischen Käse, der wirklich aus Italien und von italienischen Kühen stammt, und von allen Jodallergikern bis jetzt ohne jegliche Gesundheitsschädigungen vertragen wurde. Bisher getestet – sozusagen mit Selbstversuchen der Betroffenen, was immer auch eine erhebliche psychische Belastung bedeutet, weil ja man ja nie weiß, wie der Versuch ausgeht – haben wir die Sorten **„Grana Padano"**, ein wundervoller frischer Parmesan, den man reiben, aber auch auf dem Brot essen kann. Dann den – ursprünglich aus Sizilien stammenden – **„Provolone"** (zwei Sorten: jung und mittelwürzig), der in keinem Haushalt unserer Jodallergiker mehr fehlt. Denn er passt sowohl auf die Pizza, wie aufs Brot, wie als Sahne-Ersatz in kurz gedünstetes Gemüse, als auch ins Käsefondue.

Der Provolone **„Piccantino"** der **„Latteria Sorresinese"** ist auch in guten Kaufhäusern zu haben.

Aus einem großen Angebot hier weitere Lieblingssorten:

„Scamorze" – geräucherter Mozarella (ital.) – Versand möglich

"Taleggio" – würziger Weichkäse (ital.)

„Le petit Basque" – milder Schafskäse (frz.) – Versand möglich

„ La Buche" – milder französischer Weichkäse

„Chaource au lait cru" – französischer Weichkäse aus Rohmilch hergestellt von : **Fromi France, BP 19, F-67016 Strasbourg Cedex**

„Bel aye" – französischer Ziegen-Schafskäse

„Langres" – französischer handgeschöpfter Rohmilchkäse, Rinde zum Verzehr geeignet – Versand in kühlen Jahreszeiten möglich

„Sahneweich – Frommager dÀffinois" –französischer Weichkäse

„Peyrigoux" – französischer Weichkäse, mittelwürzig

D-54295 Trier – „Wild-Schubert", Am Herrenbrünnchen 2, Tel.: 0651/ 3243, bietet eine köstliche Auswahl französischer und italienischer Käsesorten an.

D-79098 Freiburg – Am Münsterplatz befindet sich ein kleiner Käseladen mit erlesenen und seltenen Käsespezialitäten aus Frankreich und Italien.

D-83512 Wasserburg am Inn, Oberbayern – „Käserei Lerchenmüller" ‚Anton-Woger-Str. 10, Tel.: 08071/ 50026, Fax: 08071/51629, die Inntaler Ziegen- und Schafsmilchprodukte GmbH. Der **„Frischkäse"** ist, laut Mittelung einer Jodallergikerin, frei von Jodzusätzen, da das Tierfutter unjodiert ist, und dem Frischkäse kein Jodsalz zugesetzt wird. **Trotzdem:** zu Ihrer Sicherheit fragen Sie bitte immer nach, und auch, damit die Jodproblematik bekannt wird, und die Hersteller dieses Problem nicht vergessen!

„Manufactum"
Käsesorten aus Frankreich und Italien bietet Manufactum in seinen Kaufhäusern an oder verschickt sie auf Bestellung.
c) Italien – Südtirol
In **Brixen (Bressanone)** befindet sich in der **Hofgasse 4B** ein Käseladen mit einer außergewöhnlichen Käse-Vielfalt.

5. Fleisch- und Wurstwaren

a) Wild
Zu dem ganz wenigen jodfreien Fleisch in Deutschland kann Wild gehören, wenn Sie
a) sich bei Ihrem Förster vergewissert haben, dass er nicht die angepriesenen **braunen, jodhaltigen Lecksteine**, sondern nach wie vor die **unjodierten weißen Lecksteine** im Wald aufstellt, und wenn Sie
b) sichergestellt haben, dass Ihr Wildfleisch nicht in Damwildzuchten jodiert worden ist. Tatsächlich nimmt das geschmacksempfindliche freie Wild die jodierten Lecksteine kaum bzw. nur ungern an, weil es den metallischen Nachgeschmack des Jodes schmeckt – und verabscheut.
Im **Trierer Raum** ist uns von der Forstdirektion versichert worden, dass **keine jodhaltigen Lecksteine im Wald aufgestellt werden.**
Erfahrungen von Jodallergikern bestätigen das, denn das Wild–, Reh- und Hirschfleisch aus den Revieren **Trier-Saarburg** wird bis jetzt von Jodallergikern vertragen. Darüber hinaus veröffentlichte Ursula Eiden, Schriftführerin des Vorstandes der Kreisgruppe Trier-Saarburg in der **Berufzeitschrift „Jagd und Jäger"** im Februar **1999** folgenden Artikel:
„Jod in Salzlecksteinen – Gefahr für den Menschen
Von der Deutschen SHG der Jodallergiker, Morbus Basedow- und Hyperthyreosekranken erreichte uns ein Brief, der uns auf eine besondere Problematik aufmerksam machte. In den rotbraunen Salzlecksteinen, die seit einiger Zeit angeboten werden, ist u.a. auch Jod enthalten. Da eine Vielzahl von Lebensmitteln mit Jod angereichert sind und Jod auch über das Viehfutter ins Fleisch gelangt, ist für schilddrüsenkranke Menschen Wildbret die einzige Möglichkeit, Fleisch zu essen. Die damit eingetretene teilweise Hochjodierung führt dazu, dass Menschen neu erkranken; bei anderen werden die Symptome der bereits bestehenden Schilddrüsenerkrankung verschlimmert oder es treten Allergien auf.

Wir denken, der Bitte der SHG, auf die rotbraunen Salzlecksteine zu verzichten, ist leicht nachzukommen. Unser Wild ernährt sich seit Jahrtausenden instinktiv richtig und hat noch nie unter Jodmangel gelitten. Verwenden Sie bitte nur die weißen Salzlecksteine in Ihren Revieren und erhalten Sie damit uns allen das Wildbret als ein absolut naturbelassenes Lebensmittel.

Für den Vorstand der Kreisgruppe Trier-Saarburg Ursula Eiden, Schriftführerin."

Dass Wild nicht nur qualitätvoll, sondern auch außerordentlich bekömmlich ist – nicht zuletzt wegen seiner Jodfreiheit – haben immer mehr Verbraucher aus eigener Erfahrung festgestellt. Das macht sich nun auch im erhöhten Absatz bemerkbar.

Auf dem Landesjägertag in Aschaffenburg am 16. März 2002 stellte der bayerische Verbraucherschutzminister Eberhard Sinner die Zunahme des Wildverbrauches fest. In einem Zeitungsartikel wird seine Äußerung wiedergegeben, dass das heimische Wildbret in der Bevölkerung großes Ansehen genieße, weil es auf natürliche Art sowie art- und tiergerecht erzeugt werde.

Allerdings ist diese so gerühmte „art-und tiergerechte" Haltung des deutschen Wildes nur dort gegeben, wo sich weiße, und nicht rote jodierte, Salzlecksteine im Walde befinden.

Denn: die künstliche Jodierung des Wildes über Salzlecksteine ist nicht artgerecht.

b) Regionale Wild – Bezugsquelle

D-54295 Trier, Wildspezialist „Wild-Schubert", Inh: Jutta und Stephan Werwie, Am Herrenbrünnchen 2, 54295 Trier, Tel.: 0651/ 32432.

c) Rindfleisch

D-18258 Rukieten, Reetwiesenhof von Dr. Jörg Gerke, Ausbau 5, Tel.: 038453/ 20400, Fax.: 038453/ 52131: Rindfleisch von „Deutsch-Angus"-Rindern, die ohne künstliche Jodzusätze ernährt werden, wird von Jodallergikern (mündliche Auskunft) vertragen.

D-36115 Hilders, Metzgerei und „Landgasthof zur Sonne" von Ludwig Leist, Marktstraße 14, Tel.: 06681/ 300, Fax.: 06681/ 8633, eMail: leist-hilders-sonne@t-online.de, Internet: http://www.leist-hilders-sonne.de/ in D-36115 Hilders, bietet garantiert unjodiertes Rindfleisch an. Spezialität: Sauerbraten (selbst eingelegt) vom Rhöner Weideochsen.

Der „Landgasthof zur Sonne" hat auch Zimmer für Feriengäste – Jodallergiker können hier problemlos Urlaub machen.

D-54518 Selem (b. Wittlich), Alfons Hansen, Agrar-Ingenieur, Tel.: 06508/ 1481, züchtet **Rinder** und **Schweine** mit unjodiertem Futter. Die Schlachtung ist ab Ende Oktober eines jeden Jahres.

Das **Milchvieh** erhält ausschließlich Grundfutter (Weidegang/Heu), keine Zusätze.

D-86495 Eurasburg: Unjodiertes deutsches Rind- und Kalbfleisch – Vieh erhält kein jodiertes Futter! – bekommen Sie vom „Friedlhof" in D-86495 Eurasburg, Adelheid Colsman, Hergertswiesen 2, Tel.: 08208/ 240, Fax: 08208/ 8125.

D-91126 Schwabach/Gustenfelden: der Bauernladen „Wagner" stellt Rindersalami ohne Jodzusätze her. Auch die Rinder bekommen keine Jodzusätze.

D-904.. Nürnberg: An die **Naturkostkette „Elbl"** liefert ein Bauer aus Erlangen-Kirchensitten, der seine Rinder und Schweine ohne Jodzusätze füttert. Man muss bei Elbl nachfragen, wann dieses unjodierte Fleisch im Laden ist. Vielleicht ist Vorbestellung möglich.

Weiterhin absolut verträglich mit ausgesprochener Delikatesse-Qualität: Rindfleisch (einschließlich **Corned Beef**) aus **Frankreich, Argentinien** oder **Polen** (auch als „**Rindergoulasch**" in Dosen).

d) Schweinefleisch

D-54636 Wolfsfeld: Schweinefleisch ohne künstliche Jodzusätze hat der Eifler Landwirt Herrmann Boettel in D-54636 Wolfsfeld, Tel.: 06568/ 7067

Eigene Futtermischung: Ursalz von „Erntesegen", Algenkalk aus der Bretagne, Mineralfutter aus Dänemark („Helios Mineralfoder", Mineralfuttermischung mit Kräutern: Korallalgen, Braunalgen, Vermahlter Öko. Weizen, Dicalciumphosphat, Natriumclorid, Kräutermischung. Andere Stoffe und Spurenelemente: Schwefel, Kalium, Eisen, Jod (aus Algenkalk und Meersalz), Bor, Mangan, Fluor, Kupfer, Zink, Titan, Molybdän, Kobalt, Selen, Zinn, Nickel, Barium, Vanadium, Folsäure und etwa 30 andere Stoffe und natürliche Vitamine) . Die Tiere sind **medikamentenfrei.**

D-904..Nürnberg: s. unter c) Rindfleisch: unjodiertes Schweinefleisch eines Erlanger Bauern ist in der **Naturkostkette Elbl** auf Nachfrage zu bekommen.

D-907.. Fürth/Oberfr.: die „Kernmühle" in Fürth-Roßtal füttert ihre Schweine (ab Dezember 2003) und auch ihre Hühner nicht mehr mit Jodzusätzen. Nach spätestens einem halben Jahr müssten die Tiere das im Körper gespeicherte Jod wieder ausgeschieden haben, so dass Fleisch, Geflügel und Eier spätestens im Mai 2004 auch für Jodallergiker verträglich sein müssten.

e) Lammfleisch

D-91177 Stauf/Thalmässing: der „Schäferhof" hat jodfreies Lammfleisch, das auch in den Nürnberger Markthallen erhältlich ist.

Lammfleisch aus Neuseeland: ist in vielen Supermarktketten zu bekommen.

f) Pferdefleisch

In 100 Gramm Pferdefleisch ist – laut „Lebensmittelführer Fleisch, Fisch", dtv, 1990, 1 Mikrogramm Jodid enthalten.

Die Jodierung des Viehfutters hat im Verlaufe der letzten zehn Jahre aber auch auf die Fütterung der Pferde übergegriffen: in vielen Pferdeställen findet man die roten, jodhaltigen Lecksteine, und dem Pferdefutter wird zusätzlich 4 mg/kg Jod zugesetzt (s. "Grüne Broschüre 2003. Das geltende Futtermittelrecht mit Typenliste für Einzel- und Mischfuttermittel. Stand November 2002", S. 150/151.) Die in dem zitierten dtv-Lebensmittelführer angegebene Jodmenge pro 100 Gramm Pferdefleisch ist folglich überholt und muss also nach oben korrigiert werden.

Trotzdem zeigen Erfahrungen von Menschen, die kein zusätzliches Jod vertragen, dass sie Pferdefleisch eher vertragen als deutsches Rind- oder Schweinefleisch oder Geflügel. Der Grund: dem Pferdefutter wird deutlich weniger Jod zugesetzt als dem Futter für Rinder und Schweine (10 mg/kg, s. „Grüne Broschüre" 2003, S. 150/151)

g) Regionale Pferdefleisch-Bezugsquelle

D-54290 Trier: Pferdemetzgerei Willi Brenig, Johannisstr. 26, Tel.: 0651/ 42923, in D-54290 Trier. Konserven: Pferde-Gulasch, eigene Herstellung, Zutaten: Pferdefleisch, Brühe, Kochsalz, Weizenmehl, Gewürze, Speisewürze, Zuckerstoffe; Pferde-Sauerbraten, aus der Keule, eigene Herstellung, Zutaten: Pferdefleisch, Brühe, Essig, Kochsalz, Weizenmehl, Gewürze, Speisewürze, Zuckerstoffe; Pferde-Rouladen, eigene Herstellung, Zutaten: Pferdefleisch, Brühe, Zwiebeln, Ger. Speck, Soße, Kochsalz, Weizenmehl, Gewürze, Speisewürze, Zuckerstoffe, Pferde-Hackbraten, eigene Herstellung, Zutaten: Pferdefleisch, Brühe, Kochsalz, Gewürze, Speisewürze, Zuckerstoffe

h) Bisonfleisch aus Kanada

Der absolute „Knüller" im Bereich des unbelasteten Fleisches dürfte Bison aus Kanada sein: schlemmen wie die Trapper sozusagen!

Ansprechpartner für die europaweite Einfuhr von 1A Bisonfleisch ist: Karl Borchert, Fax.: +49(0)4181-370733, eMail: frontiertrading@web.de. Für das von ihm vertriebene Bisonfleisch unterzeichneten die Bisonfarmer, nachdem sie von uns über die Jodgefahren informiert worden waren, folgende Reinheits-Deklaration:

„Declaration

I hereby declare that the bison meat sold by me/us is derived from animalsthat have been bred, fed and prepared for slaughtering for a period of at least five months before slaughter with feed which is free from any artificial additives such as iodine, iodized salt in connection with minerals or other additives in minerals.

I am aware of the fact that artificial iodine additives in cattle feed may entere the food chain and cause severe damages to the health of human beings and may even be lethal, in particular for persons sufferung from an allergy to iodine.

I know that each food manufacturer can be held responsible for injuries to health that are caused by his products according to the product liability law valid in most member states of the European Union."

i) Wurst

D-54295 Trier, Wildspezialist „Wild-Schubert", Inh: Jutta und Stephan Werwie, Am Herrenbrünnchen 2, 54295 Trier, Tel.: 0651/ 32432.
Für den Versand geeignet: 1. Wild-Rohesser (Inhaltsstoffe: Wildschwein- und Hirschfleisch, Wildschweinspeck, Nitritpökelsalz, Gewürze Zuckerstoffe, Pfeffer, Senfkörner, Rauch); 2. Italienische Wildschwein-Salami „Salame Di cinghiale", (Inhaltsstoffe: Wildschwein- und Schweinefleisch, Salz, natürliche Aromen, Konservierungsstoff E 252), Antica Macelleria Falorni, Piazza G.Matteotti, 71 50022 Greve in Chianti, Toscana, Italia, eMail: info@falorni.it
http://www.falorni.it
Verschiedene Supermarktketten, u.a. Edeka:
"Galbani": „Salame Ungherese" original italienische Salami, in Italien hergestellt, Zutaten: Schweinefleisch, Speisesalz, Dextrose, Gewürze, Aromastoffe, Antioxidant E301, Konservierungsstoff E252. (http://www.galbani.com/) , „Aoste"- Ringsalami, aus Frankreich.

j) Schinken

D-54295 Trier, Wildspezialist „Wild-Schubert", Inh: Jutta und Stephan Werwie, Am Herrenbrünnchen 2, 54295 Trier, Tel.: 0651/ 32432: Reh- und Hirsch-Schinken sind nicht jodiert. Außerdem führt Wild-Schubert französische und italienische gekochte Schinken.
Verschiedene Supermarktketten, u.a. Edeka.
Aoste"-Schinken, Frankreich, luftgetrocknet.

6. Geflügel

Bis jetzt absolut verträglich ist: Geflügel aus Frankreich (frz. Bio-Erzeugnisse der Marke „label Rouge", mit rotem Siegel). Das LABEL ROUGE – Geflügel ist aus bäuerlicher, artgerechter Freilandhaltung, und zu Recht beansprucht diese Marke, besondere Qualitäts-Maßstäbe in Europa zu setzen: dieses Geflügel ist wirklich von hervorragender, und gänzlich unjodierter! Qualität, was sich auch in dem unvergleichlichen Geschmack ausprägt.

In den **Qualitätsrichtlinien** steht über „die gesunde Fütterung: Nur eine hochwertige, exakt abgestimmte Ernährung der Tiere mit rein vegetarischer Kost (75% Getreide – ergänzt durch pflanzliches Eiweiß, Vitamine und Mineralien) ermöglicht die hervorragende Fleischqualität."

Die Adresse der **deutschen Ansprechpartner** für „label Rouge"–Geflügel (und Eier selbstverständlich) ist: SOPEXA, Förderungsgesellschaft für französische Nahrungs- und Genussmittel, Sternstraße 58, D-40479 Düsseldorf, Tel.: 0211/ 498080, Fax.: 0211/ 49 80 821

Bitten Sie Ihren Bioladen oder Supermarkt-Leiter, Geflügel und Eier der französischen Bio-Marke „label Rouge"in die Produktpalette aufzunehmen.

Ebenfalls von sehr guter Qualität ist Geflügel aus **Polen** und **Ungarn** (ungar. Erzeugergemeinschaft **„Puszta"** : Puszta Gut Premium).

Dieses Geflügel zeichnet sich auch durch besondere Frische, Zartheit und Qualität aus und zeigt genau wie bei dem französischen Geflügel, dass die Tiere nicht nur gesund bleiben, wenn sie kein zusätzlich Jod gefüttert bekommen, sondern dass sie **unjodiert** auch noch eine **bessere Qualität** und **besseren Geschmack** haben.

Das **widerlegt** die Behauptung der deutschen Jodbefürworter, ohne zusätzliches Jod würden die Tiere nicht gesund heranwachsen und sogar ihre Federn verlieren, was für einen Tierarzt wie **Rolf Großklaus** eine erstaunliche Bemerkung ist. (in: R. Großklaus/A. Smogenyi (Hrsg.): Notwendigkeit der Jodsalzprophylaxe, bga Schriften 1994)

7. Eier

Unjodierte Eier im deutschen Lebensmittelhandel sind uns nicht bekannt.

Hier kann ich nur auf die oben bereits genannte **„Kornmühle"** in Fürth/Roßtal verweisen von der bekannt ist, dass die Hühner ohne künstliche Jodzusätze gefüttert werden.

Ganz Deutschland ist – mit wenigen regionalen Ausnahmen – eine Marktlücke für unjodierte Eier: wir haben mit **SOPEXA** zwecks Einführung der label-Rouge-Eier Kontakt aufgenommen.

Undeklariert ist das Jod in die sogenannte „Mineralstoffvormischung" eingeschleust worden, so dass selbst der Erzeuger – **auch der Bio-Erzeuger** – Ihnen gar nicht mehr sagen kann, ob in seinem Mineralfutterzusatz Jod enthalten ist oder nicht. Nur in Eiern, die im Freiland gehalten werden und keine Zufütterung durch Mineralstoffe oder Brotreste(!) erhalten, ist kein zusätzliches Jod enthalten.

Vielleicht gehören Sie zu den wenigen Glücklichen in Deutschland, deren Nachbar tatsächlich freilaufende Hühner hat und ihnen gar nichts zufüttert, eben auch keine – jodierten! –Brotreste. Eier aus dieser Produktion sind absolut verträglich, weil ohne Jod, und in Deutschland nur mit Gold aufzuwiegen. Denn für einen

Normalbürger, der weder nach Polen noch nach Frankreich zum Einkaufen – auch von jodfreien Eiern – fahren kann, gibt es schon lange kein Frühstücks- oder Osterei mehr. Auch alle deutschen Fertigprodukte, bei denen Eier verwendet werden, sind deshalb für einen jodempfindlichen oder schilddrüsenkranken Verbraucher tabu.

Anders wieder bei ausländischen Produkten, z.B. Teigwaren aus **Italien,** wo ebenfalls kein Jod ins Viehfutter kommt.

Gut beraten sind Deutsche, die nach **Luxemburg** oder **Frankreich** fahren und bei dem Konzernriesen „Auchan", oder bei „Copal" oder „Match" außer französische Milchprodukte auch französische Eier (Marke: „label rouge") einkaufen können.

8. Fisch

Laut einer Nachricht des Bayerischen Rundfunks (20.01.93 im Internet unter www.br-online.de) waren die „Fütterungsversuche der Bayerischen Landesanstalt für Fischerei in Starnberg im Rahmen eines deutsch-französischen Gemeinschaftsprojektes", jodreiches Algenpulver an Forellen zu verfüttern, damit Forellen demnächst ebenfalls als Jodspender für Menschen eingesetzt werden können, erfolgreich: das verfütterte Jod sei für den menschlichen Körper verfügbar (Nebenwirkungen des jodierten Forellen-Fleisches auf den menschlichen Organismus wurden nicht in die Untersuchungen einbezogen), Qualität und Geschmack des Fleisches litten nicht unter dem Jod, und die Mehrkosten betrügen nur zwei Cent pro Kilogramm Forelle.

Ob das jodierte Futter für die Süßwasserfische gesundheitlich verträglich ist, scheint nicht untersucht worden zu sein.

Nun will man das Interesse der Fischzüchter für die Jodierung ihrer Forellen wecken.

Wenn Sie ebenfalls finden, dass Forellen nicht zwangsjodiert werden sollen, dann schreiben Sie an: Bayerische Landesanstalt für Fischerei, Weilheimer Str. 8, 82319 Starnberg, Tel.: 08151/ 2692-0, Fax.: 08151/ 2692-170, EMail: poststelle@lfi.bayern.de, Internet: www.lfi.bayedrn.de und an den Landesfischereiverband Bayern, Pechdellstr. 16, 81545 München, Tel.: 089/ 642726

Süßwasserfische dürfen nicht als Jod-Medikamententräger für Menschen missbraucht werden.

Dass es in Wirklichkeit wohl gar nicht um echten „Jodmangel" geht, wenn Produkte jodiert werden beweist die Tatsache, dass viele Hersteller tatsächlich auch Seefisch – der ja im jodhaltigen Meerwasser aufgewachsen ist – jodieren.

Unjodierten Fisch gibt es aber von „Armada": a) Heringsfilets in feuriger Mango-Pfeffer-Creme, (Hersteller: **Hanse Feinkost GmbH,** D-27472 Cuxhaven), b) Zarte

Heringsfilets mit Gemüsebeilage in fein gewürzter Sauce (Hersteller: Artur Heymann GmbH&Co.KG in D-23517 Lübeck).

„Norda"-Fischkonserven enthalten ebenfalls kein Jodsalz mehr.

Fragen Sie in der Kette „Nordsee" nach unjodiertem Fisch. Da scheint es regionale Unterschiede zu geben.

„Alaska-Seelachs" – tiefgefroren und pur, also ungewürzt, gibt es in verschiedenen Supermarktketten.

„Rollmops" und Fischkonserven bietet Rügen Feinkost (Rügen Feinkost GmbH, 18546 Sassnitz).

„Bismarckhering", „Brathering" und „Räucherfisch" kommen von OstseeFisch (Neue Ostsee Fisch GmbH, 18147 Rostock).

„Heringsfilets", „Rollmops" und „Räucherlachs" bringt Krone (Krone Fisch GmbH, 61449 Steinbach, http://www.krone-feinkost.de/) auf den Markt.

9. Nudeln, Kartoffel- und Teig-Spezialitäten

a) Nudeln

Weder gewöhnliche Eier-Nudeln noch Nudeln mit jodiertem Speisesalz sind für die Jodrisikogruppe verwendbar.

Gehen Sie sicher und kaufen Sie Nudeln, die nur aus Hartweizengries und Wasser hergestellt sind. Auch hier: die Spitzenreiter kommen aus Italien: z.B. Buitoni und Barilla, wahrscheinlich sogar noch mehr.

Außerdem stellen auch die deutschen Firmen Kattus aus Maisach bei München (www.kattus.de), und Kraft aus Bremen (www.kraft.de) vorzügliche, unjodierte Nudelsorten her.

b) Kartoffel-Spezialitäten

Kartoffelfertigprodukte, nur mit Koch- bzw. Speisesalz, sind, seitdem der fränkische Hersteller Hans Henglein & Sohn auch „Pfanni" anbieten kann, in großer Vielfalt und hoher Qualität in nahezu allen Supermärkten, außer in Deutschland auch in Österreich und Polen zu bekommen. Damit ist „Henglein" der Marktführer im Bereich der „Kartoffelfertigprodukte" und „Kartoffelkühlprodukte" schlechthin. (Hans Henglein & Sohn GmbH, Beerbacher Str. 19, D-91183 Abenberg/ Wassermungau, Internet: http://www.henglein.de/)

- Kloßteig für rohe Klöße Thüringer Art (auch als Familienpackung mit 1000 g), Zutaten: Speisekartoffeln, Kartoffelstärkemehl, Trinkwasser, Speisesalz, Konservierungsstoff: Kaliumsorbat, Säuerungsmittel: Zitronensäure, Antioxidationsmittel: Natriummetabisulfit.

- **Kloßteig halb und halb** für original Fränkische Klöße, Zutaten: Speisekartoffeln,Kartoffelstärkemehl,Trinkwasser,Speisesalz,Konservierungsstoff: Kaliumsorbat, Säuerungsmittel: Zitronensäure, Antioxidationsmittel: Natriummetabisulfit.

- **Kartoffelpufferteig**, Zutaten: Speisekartoffeln, Kartoffelstärkemehl, Trinkwasser, Speisesalz, Gewürzmischung mit natürlichem Aroma, Konservierungsstoff: Kaliumsorbat, Säuerungsmittel: Zitronensäure, Antioxidationsmittel: Natriummetabisulfit.

Klöße im Tiefkühlfach: – Rohe **Klöße**, Thüringer Art, vorgeformt, geschwefelt, Zutaten: Speisekartoffeln, Kartoffelstärkemehl, Trinkwasser, Speisesalz, Verdickungsmittel: Guarkernmehl, Säuerungsmittel: Citronensäure, Antioxidationsmittel: Natriummetabisulfit.

„Pfanni": – **„Gnocchi di Patate"**, italienische Kartoffelklößchen, Zutaten: Kartoffelpüree (Wasser, Kartoffelflocken, Gewürze), Weizenmehl, Kochsalz, Reismehl, Säuerungsmittel: Zitronensäure, Konservierungsstoff: Sorbinsäure.

- **Kartoffel-Kloßteig**, Zutaten: Kartoffeln, Stärke, Trinkwasser, Speisesalz, Konservierungsstoff. Sorbinsäure, Säuerungsmittel: Zitronensäure, Antioxidationsmittel: Natriummetabisulfit.

- **Kartoffel-Knödel**, Zutaten: Kartoffeln, Trinkwasser, Stärke, Speisesalz, Konservierungsstoff: Kaliumsorbat, Säuerungsmittel: Zitronensäure, Antioxidationsmittel: Natriummetabisulfit, Gewürzextrakte.

- **„Rösti"**, Zutaten: Kartoffeln, pflanzliches Öl, Stärke, Speisesalz, Würzmittel mit Aromen, Konservierungsstoff: Sorbinsäure, Säuerungsmittel: Zitronensäure, Antioxidationsmittel: Natriumdisulfit.

c) Teig –Spezialitäten im Kühlregal

Ebenfalls von **„Henglein"** ist

- **Frischer Blätterteig**, Zutaten: Weizenmehl, Margarine (pflanzliche Fette gehärtet, Aroma), Wasser, Stärke, Äthylalkohol, Salz, Emulgator E471 (rein pflanzlich), Zitronensaft, Säuerungsmittel: Essigsäure, Milchsäure.

Italienisches „Know how" bietet **„Buitoni"** (Mailand) mit seinen Teig-Spezialitäten: **„Buitoni fresco"** ist ein echt italienischer **Pizza-Teig** (Hefeteig) auf Backpapier. Zutaten: Weizenmehl, Wasser, pflanzliche Öle, z.T. gehärtet, Salz, Weizenstärke, Alkohol, Hefe, Antioxidationsmittel, Ascorbinsäure. Pizza-Rezepte finden sich auf der Innenseite der Verpackung.

10. Suppenbrühwürfel – Tomaten- und Pastasaucen
a) Suppenbrühwürfel

Leider sind gerade Marktführer auch zu Jodierungs- Monopolisten geworden, so dass in diesem empfindlichen Bereich nur sehr schwer unjodierte Produkte zu finden sind. Die alte Maggi-Würze ist es tatsächlich noch, aber viele Jodgeschädigte kaufen dieses Produkt trotzdem nicht, weil sie mit ihrem Einkauf nicht eine Firma unterstützen wollen, die sonst total jodiert, und deren Management sich jeder konstruktiven Kritik verschließt.

Ein positiver Kontrast ist dagegen das Sortiment von **Knorr**, das auch unjodierte Produkte anbietet. Dass das Knorr-Produktmanagement sehr schnell auf Informationen verbraucherfreundlich reagiert zeigt die „**Fleischsuppe**" mit **Fleischextrakt von Weide-Rindern der Pampa**. Die Tatsache, dass Fleischextrakt von deutschen Rindern, die ja über das jodierte Viehfutter jodiert sind, ebenfalls jodhaltig ist, veranlasste Knorr, Fleischextrakt von argentinischen Weiderindern zu verwenden, die garantiert kein zusätzliches Jod verfüttert bekommen, so dass in den nur mit „Speisesalz" gewürzten Suppenwürfeln tatsächlich kein verstecktes Jod über den Fleischbestandteil enthalten ist. **Die Jodallergiker danken es der Firma Knorr mit regelmäßigem Einkauf.**

Nicht immer ist aber so ein kluges Ausweichen möglich. Auch Hersteller, die garantiert unjodierte Produkte anbieten wollen stehen vor dem Problem, dass sie keine unjodierten deutschen Ausgangsprodukte mehr bekommen, denn über den – ja nun auch jodierten – Dung gelangt das ausgeschiedene Jod auch in Feldfrüchte (Kartoffeln, Spargel, u.v.m.), Salate, Kräuter und verschiedene Obstarten (z.B. Erdbeeren), was vor allem die sonst so sorgfältig hergestellten Bio-Produkte sozusagen im Mark trifft.

Und Produkte mit Milcheiweiß sind sowieso problematisch.

Im Ganzen ist diese ganze Produktgruppe ein Tummelplatz für die **Mehrfachjodierung** geworden, wenn den unerkannt schon jodierten Rohstoffen noch Jodsalz zugesetzt wird.

Übliche Brühwürfel – Ausnahme wieder die erwähnten Knorr-Würfel – können möglicherweise gleich dreimal Jod enthalten: über das verarbeitete Fleisch, über das Jodsalz, und über das Milcheiweiß.

b) Tomatenmark

Ein sehr **gutes Würzmittel für Tomatenfreunde** ist „**Oro di Parma**" der Firma **Hengstenberg**, aber mit Würzgemüse aus Italien, und auch in Italien hergestellt.

Der Hinweis "**Prodotto in Italia**" bürgt für Qualität.

c) Tomatenketchup

Von **Kraft** ist ein sehr schmackhaftes Tomatenketchup im Handel, das auch bei Kindern beliebt ist.

Außerdem: „**Werder Tomatenketchup**" (Werder Feinkost GmbH, 14542 Werder, http://www.werder-feinkost.de/) , und „**Thüringer Tomatenketchup**" (Gera Gewürze GmbH, G.-Daimler-Str. 26, 07552 Gera).

d) Pastasaucen

Hier werden zunehmend ausländische Produkte eingeführt, die bis jetzt unbedenklich sind, so z.B. die Pasta Saucen der **italienischen Hersteller Agnesi, (Basilico, Olive, Bolognese)** und **Barilla (Base per Bolognese, Basilico)**, und als Delikatessen bezeichnet werden müssen.

Raguletto (Verbraucher-Service: 0451/ 5306-333, http://www.raguletto.de/, Tochterfirma der Campbell Soup Company, USA,Campbells Germany GmbH, D-23560 Lübeck..Herkunftsland?..) bietet eine vorzügliche Pastasauce (ohne Konservierungsstoffe und Bindemittel) mit „Zwiebeln&Knoblauch" an. Zutaten: 83% Tomaten (passiert, Tomatenmark, gewürfelt), 12 % Zwiebeln, Zucker, 1% Knoblauch, Salz, natives Olivenöl, Kräuter (Petersilie, Basilikum, Oregano), natürliche Aromen.

11. Soja-Produkte

Sehr vielfältige Soja-Produkte, auch Soja-Milch, gibt es im **Bio- und Reform-Bereich**, und es lohnt sich, sie auf ihre individuelle Verträglichkeit zu testen.

12. Tiefkühlkost

Hier war lange Zeit Schmalhans Küchenmeister, weil die Marktführer kaum Reingemüse – also ohne Saucen mit Butter (jodiert) oder Sahne (jodiert) – anbieten.

Die Rückkehr zu hoher Qualität leitet FRoSTA ein und setzt damit neue Qualitätsmaßstäbe im Tiefkühlmarkt: FRoSTA hat ab 2003 ein eigenes **Reinheitsgebot** in die Tat umgesetzt, zu dem auch gehört, dass kein Jodsalz zugesetzt wird: „Im Einzelhandel ist es praktisch unmöglich, Salz ohne Trennmittel bzw. Rieselhilfen wie Blutlaugensalz oder Calciumcarbonat einzukaufen. FRoSTA verwendet ausschließlich pures Salz ohne diese Hilfsmittel sowie ohne Zusätze von Jod."

„FRoSTA verwendet keine Schmelzkäsezubereitungen. Es werden vielmehr ausschließlich traditionell gereifte Hartkäsesorten und Edelschimmelkäse wie **Gorgonzola** und **Parmesan aus Italien** eingesetzt. Alle von FRoSTA verarbeiteten Käsesorten sind frei von Nitraten, Calciumchlorid und Farbstoffen....Die verwendeten Fonds werden in Frankreich nach traditionellen Rezepten hergestellt...." Die Zutaten werden auf den Produkten einzeln aufgeführt und ausführlich erläutert, z.B. steht bei Salz: „Speisesalz" mit der Erläuterung: „frei von Trennmitteln, **ohne Jodzusatz**".

Das bedeutet für FRoSTA-Produkte, dass sie für Jodallergiker verträglich sind, sofern keine deutschen Fleisch- und Milchprodukte, die ja über das jodierte Mineralfutter/Lecksteine jodiert sind, mit auf der Zutatenliste aufgeführt sind.

„**Hähnchen Curry**" – (asiatisches Gericht mit Basmati-Reis, Hühnchenbrust-Filet (Thailand), Mangostücken und Currywürzung) von FRoSTA erfüllt die **höchste**

Qualitätsstufe: es wurde von Jodallergikern probiert und uneingeschränkt vertragen.

Laut einer Meldung im „Weser-Kurier" vom 11. Oktober 2003 ging das Konzept des Reinheitsgebotes für FRoSTA bislang noch nicht auf, aber das wird sich mit der Verbreitung dieses Einkaufsführers ändern. Bisher hat es sich immer für eine Firma wirtschaftlich gelohnt, auf naturbelassene, unverfälschte, und natürlich auch unjodierte Produkte zu setzen. Am Beispiel einer spanischen Schokolade, die von uns empfohlen wurde, lässt sich das schön erkennen: nachdem wir dieser Schokolade eine so hohe Reinheit bescheinigten, dass sie selbst von Jodallergikern vertragen würde, war diese Schokolade im Nu ausverkauft – allerdings hatten die Jodallergiker, die nicht alle so schnell reagierten wie nicht jodallergische Gesundheitsbewusste, in diesem Falle das Nachsehen.

13. Eis

Liebhaber deutscher Eismarken müssen, was sie ja schon gewohnt sind, noch verzichten. Aber es gibt auch hier endlich **original italienische** (wahrscheinlich auch französische) Eissorten erlesener Qualität im Handel, so dass für Jodallergiker die Zeit der Sommer ohne Eisvergnügen endgültig vorbei ist.

Aus **Bologna** in Italien kommt **„Il Gelato Italiano"** (http://www.g7gelati.it/ , eMail: g7srl@g7gelati.it) mit fünf verschiedenen Geschmacksrichtungen: **Schokolade, Cappuccino, Karamel, Kirsche und Waldfrüchte.** Jodallergiker haben alle fünf verschiedenen Eissorten probiert – und ohne Reue genossen!

14. Konserven – Sauerkonserven

Hier lohnt es sich, im Regal zu stöbern. Die verschiedenen Einkaufsketten – wie **Aldi, Edeka, Global, Kaisers, Kaufland, Metro, Norma, Plus, Rewe, Wal-Mart** u.a.- in Deutschland dürften eine größere Auswahl unjodierter Produkte aus diesem Bereich im Sortiment führen. Erfreulicherweise wird nach wie vor eine Anzahl von Sauerkonserven ohne künstliche Jodzusätze hergestellt. Der Grund: **Jodsalz lässt z.B. Sauerkraut „umschlagen",** wodurch es **grau und unschmackhaft** wird. In Polen gibt es deshalb in der Zeit, in der traditionell Sauerkraut eingelegt wird, kein Jodsalz im Handel zu kaufen!

Bonduelle ist wieder **jodsalzfrei!**

Und wir kommen dem Wunsch der Marketing-Leitung, dies in unserem „Einkaufsführer Jod" bekannt zu machen, gerne nach.

Die Umstellung der Bonduelle-Produkte auf Jodsalz im Sommer 2001 löste nämlich eine so beeindruckende Verbraucherresonanz gegen die Jodierung der beliebten Produkte aus, dass sich das Management entschloss, Anfang 2003 nach und nach wieder auf normales, unjodiertes Salz umzustellen. Nun ist also das gesamte Bonduelle-Sortiment wieder jodsalzfrei und ohne gesundheitliche Einbußen zu genießen. An dieser Stelle sei der Flexibilität, der Einsicht und der Verbraucherfreundlichkeit des Bonduelle-Management im Namen der Jodgeschädigten herzlich gedankt!

Unjodiertes gibt es u.a. von **Gundelsheim** (schwäbisch), von **Kühne, Nowka** (29508 Uelzen), von **Dittmann** und **Kattus**.

Von **Dittmann** und **Kattus** gibt es außerdem wunderbar eingelegte **Kapern** und **Oliven** und weitere Delikatessen für Salate und Pasta. Eine Fundgrube für Feinschmecker.

Hengstenberg lässt – möglicherweise nicht nur – „Karotten-Salat", „Milde Peperoni, „Gurken Polnische Art" und „Rote Beete" unjodiert.

Kühne führt ebenfalls unjodierte Produkte.

15. Salz

a) „Portugal-Salz"

„Portugal Salz" – wird in den „Marinhas do Sol" in Portugal abgebaut, wo ein Urmeer vor 200 Millionen Jahren von der Sonne ausgetrocknet worden war, es ist sonnengetrocknet, enthält keine Zusätze. Es gilt als das beste Salz Portugals.

Inhaltstoffe nach Dr. rer. nat. Gernot Schmidt: neben 97,1% Natriumchlorid sind es geringe Menge von Magnesium, Eisen, Calcium, Kupfer, Calcium- und Magnesium-Karbonat, Blei und eine Spur Brom.

Bezugsquelle: MS-Naturprodukte, Michael Schuhmacher, Reichlin-von– Meldegg-Str. 1, 87748 Fellheim, http://www.ms-naturprodukte.de/ eMail: info@ms-naturprodukte.de

b) Natursalz

Natursalz verkauft Roswitha Böhm, **Naturprodukte GmbH**, Regensburgerstr. 9, A-4020 Linz, Tel.: 0043 (0)732 770344, eMail: info@natursalz.at

c) Siedesalz

Auch „normales", also nicht künstlich jodiertes Salz enthält Spuren von Jod, die aber – weil natürlichen Ursprunges, und eben nur in Spuren vorhanden – von Jodallergikern vertragen werden:

„Ja" – das Siedesalz von REWE.

„safrisalz" – Bad Friedrichshaller Tafelsalz, ein Produkt der SÜDSALZ GmbH, 80030 München, Zutaten: Siedesalz, Trennmittel, E500 und E535.

d) Meersalz

Meersalz – als Naturprodukt – kann sehr unterschiedliche Jodmengen enthalten: **Schneekoppe** Meersalz – 0,261 mg/kg, **Südsalz** Meersalz – 0,166 mg/kg, **Lima** Meersalz – 0,237 mg/kg, **Danca** Meersalz – 2,194 mg/kg, **Vita** Meersalz 2,301 mg/kg (Quelle: Borelli/von Mayenburg; Nahrungsmittelallergien, Falken-Verlag 1988, S. 50)

Früher, als man **Schilddrüsenpatienten** grundsätzlich noch vor zusätzlicher Jodzufuhr warnte, wurde Überfunktionspatienten nahegelegt, **kein Meersalz** zu benutzen.

Im allgemeinen wird es in geringen Mengen sogar von Menschen mit Schilddrüsenüberfunktion vertragen, aber durchaus nicht von allen. Deshalb ist auch Meersalz zunächst mit Vorsicht zu genießen, und jeder, der kein zusätzliches Jod verträgt, muss es für sich selber ausprobieren, ob er Meersalz verträgt oder nicht.

16. Würzmittel

a) Senf – "Löwensenf"- Mittelscharf, Löwensenf GmbH, Düsseldorf, Zutaten: Branntweinessig, Wasser, braune und gelbe Senfkörner, Speisesalz, Kristallzucker, Gewürze.

b) Meerrettich – „Fränkischer Bauernmeerrettich" der Firma **WEHR** (91475 Ailsbach, Haus Nr.8, Tel.: 09193/ 1015) , ein „Gemüsemeerrettich" für Kochzwecke. Zutaten: geriebener Meerrettich, Schwefel, Antioxidationsmittel E223.

17. Gebäck – süß und salzig/pikant

Bitte berücksichtigen Sie hier, dass sehr viele Genussmittel u.a. auch mit Milch hergestellt werden, z.B. Schokolade. Aber hier hat sich die Lage etwas entspannt, weil es immer mehr **Original-Produkte** aus **Italien** , **Frankreich, Spanien, Polen** und **Schottland** gibt, um nur eine kleine Auswahl zu nennen.

a) Süßes Gebäck

Joseph Walkers einmaliges Buttergebäck, die schottischen **„Shortbreads"**, bekommen Sie in eigentlich jedem gut sortierten deutschen Tee- und Spezialitätengeschäft. Das Sortiment ist vielfältig: es gibt Shortbreads nur als **Buttergebäck,** aber auch mit **Mandeln, Schokolade-Stückchen** und **Ingwer,** oder als **Hafergebäck** für pikante Snacks.

Ebenfalls verträglich war bisher der **Gewürz-Spekulatius** der Firma „Dietrich Borggreve" in Neuenhaus.

„LU", ein französisches Gebäck (LU **France,** Avenue Ambroise Croizat, 91130 RIS-Orangis), ist u.a. bei **EDEKA** zu bekommen, u.a. die Butterkekse **„Véritable Petit Beurre"** und **„Sablé des Flandres",** das zarte flandrische Sandgebäck.

„Belgian Butters" sind feine Butterwaffeln, hergestellt in **Belgien** (N.V. Destrooper Olivier B-8020 Oostkamp H.R.B. 62296 R.C.B), und in Deutschland zum Beispiel im **WAL-MART** zu bekommen. Zutaten: Weizenmehl, Zucker, Butter 20%, tiefgefrorenes Vollei, Salz.

„Barilla" – Die Teigfabrik „Barilla" aus Parma, Italien, produziert nicht nur wunderbare Nudeln in allen Variationen, sondern auch köstliches Tee- und Kaffeegebäck, z.B. „Canestrini" und „Passioni Italiane", das es in 12 verschiedenen Geschmacksrichtungen gibt, sozusagen eine köstlicher als die andere. Unser Favoriten daraus sind die „Nocciola", eine Art Gebäcktaler, die mit Haselnuss– und Kakaocreme gefüllt sind.

Auch aus Italien, genauer gesagt aus Südtirol (A. Loacker AG-SpA, I-39050 Unterinn/ Auna di Sotto, South Tyrol, Italy, www.loacker.it), kommen die besonders bei Kindern beliebten „Quadratini" als „Napolitaner" – Waffelwürfel mit Haselnusscreme – und „Kakao" – Waffelwürfel mit Kakaocreme.

b) Pikantes und salziges Gebäck

Original italienische Mais-Snacks mit Käse gibt es von der Firma „Maxi" in allen EDEKA-Läden; das italienische Knabbergebäck „Grissini" mit Olivenöl kommt von der italienischen Firma „Granforno". Beides übrigens ein heißer Tipp zum gemütlichen Abend mit französischem, italienischem oder spanischem Rotwein.

Aus Spanien kommen die köstlichen gerösteten Tomaten-Brötchen „Anitin". Zutaten: Weizenmehl, Pflanzenöl, Margarine, Hefe, Tomate, Salz, EmulgatorE472-e, Zucker, Antioxigen E300, und aromatische Kräuter. Firma: DULCES ANITIN, S.L., C/Valencia, 46, eMail: anitin@anitin.com, Internet: www.anitin.com

Auch bei Gebäck gilt dasselbe wie bei den anderen genannten Lebensmitteln: die Herkunft aus einem der schon öfter genannten Mittelmeerländern ist – bis jetzt wenigstens – eine Art Sicherheitsgarantie dafür, dass Sie keine unerwünschten Jodzusätze mitessen müssen.

Wahrscheinlich finden Sie selber noch eine Reihe ausländischer Produkte, die Sie vertragen, z.B. französische oder polnische Schokolade oder Pralinen.

Auch wenn deutsche Produkte ohne Jodsalz hergestellt werden, sind die meistens ebenfalls verwendeten Zutaten wie Ei, Vollei, Milch, Sahne, Butter, Molkepulver etc. ja bereits über das Viehfutter jodiert, so dass diese heimlich jodierten Produkte für Menschen mit Jodunverträglichkeit nicht genießbar sind.

Zu den ganz wenigen deutschen Produkten, die kein Jodsalz und auch sonst keine vorjodierte weitere Zutat enthalten gehören ausgerechnet Salzbrezeln, und zwar die „original Schwäbische Knusperbrezel" von „Huober" (Huober-Brezel GmbH &Co., Riedstr. 1, D-71729 Erdmannhausen, eMail: Info@brezel.net, Internet: http://www.brezelhuober.de/). Zutaten: Weizenmehl (kbA), Pflanzenfett, Salz, Malz (kbA), Hefe, Brezellauge (Natriumhydroxid).

18. Sahnebonbons

Auch Sahnebonbons dürfen Sie essen, wenn Sie u.a. die „Original Sahne Muh-Muhs" aus Polen finden, was eigentlich in den meisten Supermärkten der Fall sein dürfte.

19. Schokolade

Schokolade-Freunde unter den Menschen, die kein zusätzliches Jod vertragen, finden bei uns nur wenig zum Naschen.

„Ritter Sport"–Schokolade: hier sind es nur diejenigen Sorten, die keine Milch enthalten, also „Halbitter" und „Pfefferminz". Außerdem „Edelmarzipan": Zutaten: Zucker, Kakaomasse (Edelkakao 6%), Mandeln (16%), Kakaobutter, Wasser, Emulgator Sojalecithin, Aroma Vanillin. Allerdings steht darunter die Warnung: „Kann Spuren von Erdnüssen, anderen Nüssen und /oder Milcherzeugnissen enthalten."

Man muss auch in diesem Bereich wieder über die Grenzen schauen: spanische, französische belgische, englische, schwedische und polnische Schokolade wurde bisher von Jodallergikern vertragen.

„Kit-Kat-Chunky" und „Quality Street" sind aus England.

„Mars Mandel" kommt aus Polen.

„Marabu"–Schokolade kommt aus Schweden, und wird dort auch hergestellt. Es gibt sie in verschiedenen Geschmacksrichtungen, z.B. „Vollmilch Schokolade", „Vollmilch-Nuss-Schokolade" als Großtafeln (250g), und in Form einer Rolle von kleinen Schokolade-Talern (74g).

Eine spanische Schokolade – angeboten von „Manufactum" im Sonderheft „Gutes aus Klöstern"-, die von uns in unserer Selbsthilfegruppe empfohlen worden war, wurde durch diese Empfehlung erst zu einem Verkaufsschlager. Im Katalog 2000 stand unter „Chocolate Pure": „Feste, natürliche spanische Schokolade in einer unnachahmlich monastischen Spezial-Verpackung. Wird aufgrund ihrer Reinheit sogar von Jod-Allergikern empfohlen."

Im nächsten Katalog war aber leider quer über den Text in rot gedruckt: „Ausverkauft". Die enttäuschten Anrufe von Jod-Allergikern, die diese Schokolade leider nicht mehr bekommen konnten zeigten, dass es tatsächlich nicht die Jod-Allergiker waren, die diese Schokolade en masse gekauft hatten, sondern nicht jodallergische Feinschmecker, die Wert auf besonders reine Qualität legten...

20. Brotaufstrich: Marmelade – Honig

a) Marmelade

Marmeladen aus roten Früchten können den Lebensmittel-Farbstoff E127 (= Erytrosin) enthalten, der jodhaltig ist.

Zu unserer Erleichterung stellten wir fest, dass die Auswahl an **Marmeladen** und **Gelees** in letzter Zeit um viele Produkte aus **Frankreich, Italien, Schweden und England** bereichert worden ist.

Hier darf endlich auch einmal der Jodallergiker aus einem verlockenden Sortiment wählen, und wir nennen aus einem großen Angebot hier nur drei Marken:

- **„Bonne Maman"** – Marmeladen und Gelees aus **Frankreich**, z.B. Erdbeere, Kirsche, Pflaume, Mirabelle, Quitte, Pfirsich, Aprikose, Johannisbeere etc.

- **„St. Dalfour"**, **Frankreich**, zahlreiche Fruchtsorten, und ohne Zusätze von Farb- oder Konservierungsstoffen.

- **„Lingonberry"** – eine **schwedische Preiselbeermarmelade** höchster Delikatesse, die bei **Ikea** zu bekommen ist. Zutaten: Schwedische Wildpreiselbeeren, Zucker, Wasser, Geliermittel: Pektin, Säuerungsmittel: Zitronensäure.

b) Honig

Deutscher Imkerhonig hält nach wie vor, was er verspricht: **hohe Qualität.**

Aber auch in diesem Bereich haben sich ausländische Produkte etabliert, wie z.B. Honig aus der **Toskana (Italien)** oder aus **Burgund (Frankreich)** oder Honig mit Lemon aus **England**, und sogar Honig aus **Kanada**. Für Honigfreunde ein El Dorado des Genusses.

21. Getränke: Fruchtsäfte – Mineralwässer – Tee – Kakao – Wein – Bier

a) Fruchtsäfte

Auf der Webseite: **http://www.morbusbasedow.de** stand am 8. November 2001 folgende Nachricht von Kerstin@das-wartezimmer.de

„Thema: **Jod in Fruchsäften.**

Liebe Bler, diese Info habe ich eben bei den SD-Krebslern gefunden, das dürfte Euch sehr interessieren. Manche Fruchtsäfte sind echte **Jodbomben: Rauch Johannisbeersaft** 2750 Mikrogramm/l, **Trink Vit** 1092 Mikrogramm/l, **Sonnenfrucht Apfelsaft** 1020 Mikrogramm/l, **Goldland Orangensaft** 680 Mikrogramm/l, **Lipton Zitrone** 504 Mikrogramm/l

Bier und manches **Wasser** ist auch nicht zu verachten: **Clausthaler Herbfrisch** 920 Mikrogramm/l, **Sicheldorfer Mineralwasser** 1048 Mikrogramm/l

Jodarm, bzw. jodfrei sind viele Mineralwässer, z.B.: **Astoria** 0 Mikrogramm/l, **Markusquelle** 0 Mikrogramm/l, **Römerquelle** 0 Mikrogramm/l, **Juvina** 1,2 Mikrogramm/l, (tägl. Jodbedarf von Gesunden: 150-300 Mikrogramm)

Viele Grüße Kerstin".

Dies ist wieder ein Beispiel dafür, dass bei der Jodierung der Lebensmittel nie berücksichtigt wurde, dass es viele Lebensmittel und Getränke mit natürlichen Jodgehalt, und auch mit natürlich hohem Jodgehalt gibt, und was deutlich macht, wie wenig durchdacht die schädlichen Konsequenzen der künstlichen Jodaufnahme sind.

b) Mineralquellen – Heilwässer

Deutschland:

Im GU Kompass „Mineralstoffe" (München 1990, S.106-109) wird der Mineral-stoffgehalt ausgewählter Heilwässer angegeben, wobei es für die nachfolgend genannten Heilwässer in dieser Tabelle bei „Jodid" keine Daten gibt, d. h., ihr Jodgehalt liegt offensichtlich unter der Nachweisgrenze für Jod von 0,005mg/l..

Adelheidquelle (Überkingen-Tainach), Albertsquelle (Bad Mergentheim), Bad Neu-enahrer, Bad Pyrmonter Natürliches Heilwasser, Elisabethenquelle (Überkingen-Tainach), Ensinger Schiller (Quelle Vaihingen), Göppinger St. Christophorus Sau-erbrunnen (Bad Niedernau), Heppinger Heilwasser (Bad Neuenahr-Ahrweiler), Karlsquelle (Bad Mergentheim), Kissinger Bitterwasser (Bad Kissingen), Königstei-ner Raderheck-Quelle, Maxbrunnen (Bad Kissingen), Mühringer Heilwasser (Über-kingen-Tainach), Pandur (Bad Kissingen), Rakoczy (Bad Kissingen), Rangauer life (Bad Windsheimer), Römerquelle Mainhardt (Bad Niedernau), St.Anna, St. Linus, St. Margareten, Staatl. Bad Brückenauer, Wernarzer Wasser, (Bad Brückenau), Wilhelmsquelle (Bad Mergentheim).

Frankreich:

Die Französische Mineralquellen GMBH, Postfach 2367 in 65013 Wiesbaden (Tel.: 06143/18070; Fax.: 06134/ 3953), schickte auf Anfrage am 3. August 2000 Infor-mationen über das natürliche französische Mineralwasser „volvic": „Volvic enthält kein Jod. Die Nachweisgrenze von Jod liegt bei 0,005 mg/l. Dieser Wert wird von Volvic nicht erreicht.",Volvic entspringt einem erloschenen Vulkangebiet der Auvergne im Herzen Frankreichs. Die Quelle befindet sich direkt in der Ortschaft Volvic und unser Wasser wird ausschließlich aus dieser Quelle abgefüllt.

Seit 15.000 Jahren bahnt sich das natürliche Mineralwasser von Volvic seinen Weg durch die vulkanischen Felsen und den Sand in seinem Nährgebiet. Es handelt sich um eine natürliche Filterung mit geringer Geschwindigkeit, die in keiner Weise der Umwelt schadet. Außerdem gibt es eine sehr strenge Überwachung des Nährge-bietes seitens Volvic.

Die Gegend, die die Quellen von Volvic versorgt, erstreckt sich auf über 4.000 Hektar Wald und Heide, im Herzen des Vulkangebietes der Auvergne, sicher vor jeder Verschmutzung. In der Gegend der Quellen findet man in der Tat weder Ortschaften noch Industrie noch intensive Landwirtschaft.

Das Tal von Volvic stellt, angereichert durch die Vulkanauswürfe des „Nugere", einen ungeheuren natürlichen Filter dar, der sich aus dicken Schichten von wasserdurchlässiger Vulkanasche (Puzzolan), Basalt und Andesit (Vulkangestein) zusammensetzt.

Diese Oberfläche bleibt im natürlichen Zustand (Naturpark Vulkanische Auvergne) und ist bedeckt von Wald, Dickicht und Heide ohne intensive landwirtschaftliche Nutzung, ohne Züchtung, ohne Siedlungen, also ganz natürlich, frei von jeglicher Form oder jeglichen Ursprungs von Verschmutzung, schädlicher Einsickerung, Rückständen, Dünger oder organischen Elementen jeder Art.

Die geringe Zirkulationsgeschwindigkeit des Wassers durch die einzelnen Filterschichten und die Größe des durchtränkten Gebietes garantieren die Stabilität der Abflussmengen und der Temperatur der Quellen des natürlichen Mineralwassers von Volvic zu jeder Jahreszeit sowie seine konstante Zusammensetzung, bestimmen die besonderen Eigenschaften von Volvic, seine Reinheit, seine geringe Mineralisierung, seinen Gehalt an Spurenelementen, sein Gleichgewicht."

„Die Quelle von Volvic befindet sich in einer Höhe von 600 m....

Das Mineralwasser Volvic zeichnet sich durch seine leichte Mineralisierung (109mg/l) aus und ist daher gut verträglich. Dies verleiht Volvic seinen klaren und frischen Geschmack, absolut frei von jeglichem Nebengeschmack wie Natrium, Sulfat o.ä. Da sich bei dieser leichten Mineralisierung keine „überschüssigen" Mineralien im Körper ablagern, ist es hervorragend zur Entschlackung geeignet. Vovlic wird aufgrund dessen von vielen Heilpraktikern empfohlen. Volvic ist weniger ein Durstlöscher als ein „Transportmittel."

Volvic ist natriumarm, da es nur 9,4 mg/l Natrium enthält. Dadurch ist es bestens für eine natriumarme oder kochsalzfreie Ernährung geeignet. In Volvic befinden sich ferner lebenswichtige Spurenelemente wie Silicium (30 mg/l), die die Elastizität der Zellwände fördern...Der Nitratgehalt von Volvic beträgt 6,3 mg/l (Der Grenzwert der Mineral – und Tafelwasserverordnung liegt übrigens bei 50 mg/l). Volvic entspringt inmitten eines 43 km2 großen Naturschutzgebietes der Auvergne, in dem keine landwirtschaftliche Nutzung stattfindet. Bei dem in Volvic enthaltenen Nitrat handelt es sich demnach um ein natürliches Vorkommen (Stoffwechsel), das keinerlei gesundheitliche Beeinträchtigung darstellt.

Der **Fluoridgehalt** von Volvic beträgt 0,2 mg/l. Der Härtegrad von Volvic beträgt 2°9 (deutsche Härte), **Nitrit** >0,01 mg/l. In Volvic ist kein Kupfer nachweisbar. Ebenso liegt **Aluminium** unter der Nachweisgrenze von 0,005 mg/l...."

c) **Tees:** – **Schwarzer** Tee – Grüner Tee – Mate Tee – Kräutertee

a) **Schwarzer Tee**

Wir beziehen unseren garantiert rückstandsfreien Tee von der **Teekampagne** in Berlin. Adresse: Teekampagne, Postfach 41 10 20, 12120 Berlin, http://www.teekampagne.de/, Tel.: 0331/ 747474, Fax.: 0331/ 7474-717, E-Mail: tee@teekampagne.de.

"Darjeeling First Flush", "Darjeeling Second Flush" und "All Seasons" aus dem indischen Teegarten "Ambootia".

Der Tee-Anbau ist bio-dynamisch und führte zu einer reicheren Ernte und zu einem verbesserten Geschmack. Mittlerweile gehören die Tees aus dem Garten Ambootia zu den weltweit besten und höchstbezahlten. Dass dieser Tee über die Teekampagne trotzdem nicht teuer ist liegt daran, dass der Käufer selber für seine Tee-Bevorratung sorgt, er also keine Lagerhaltung bei der Teefirma mitfinanzieren muss.

- Grüner Tee: Die Teekampagne bietet auch Grünen Darjeeling von hoher Qualität und blumigem Aroma an.
- Mate Tee: Mate erfrischt und hellt auch die Stimmung auf, man könnte ihn geradezu als „Glückstee" bezeichnen. Gerösteten Mate und Mate grün können Sie bei „Kräuter Mieke" beziehen, der „Kräuter aus aller Welt" führt. Adresse: Kräuter Mieke, Postfach 1280, 89337 Leipheim/ Donau, Telefon 08221/278880, Fax 7399.
- Kräutertees: es gibt im Bio- und Reformbereich eine Vielzahl guter Kräutertee-Marken. Eine davon ist die österreichische Firma „Sonnentor"-GmbH im Waldviertel. Adresse: Sonnentor-GmbH, A-3910 Sprögnitz, http://www.sonnentor.com/

d) Kaffee

Jod regt die Schilddrüse zur vermehrten Hormonproduktion an, was bei vielen Betroffenen zu starker Nervosität und Unruhe sowie Schlaflosigkeit führt. Kaffeegenuss erhöht diesen erschöpfenden Zustand, so dass Schilddrüsenpatienten meist auf Kaffee verzichten müssen.

Erfahrungen zeigen aber, dass reiner arabischer Kaffee sogar von Menschen mit Morbus Basedow und Überfunktion ohne Herzklopfen vertragen wird.

Eine dieser verträglichen 100%-Arabica-Kaffeesorten gibt es nun auch in Deutschland zu kaufen: es ist der original italienische Espresso „Lavazza QUALITÀ ORO" aus Turin.

e) Kakao

– „Vanhouten-Kakao" – das reine Kakao-Pulver aus Holland ist nach wie vor der Marktführer.
- „kaba, der Plantagentrank" – Zutaten: Zucker, Traubenzucker 20%, mageres Kakaopulver 18%, Emulgator (Soja, Lecithin), Speisesalz, Aroma, Niacin, VitaminB6, Vitamin B1, Folsäure, Vitamin B12.

f) Wein

- Rotwein. Er enthält pro 100 Gramm ca. 70 Millionstel Gramm Jod (GU Kompass Mineralstoffe, München 1996, S.105). Allein zwei Gläser Rotwein können danach auf natürlichem Wege den sowieso ja individuellen Jodbedarf eines Menschen decken. Der Wahrheitsgehalt des Sprichwortes: „Rotwein ist für alte Knaben eine von den guten Gaben" wird nicht nur von der neueren Forschung bestätigt, sondern er kann durchaus unter dem Aspekt gesehen werden, dass Rotwein – auch bei nicht alten Knaben und Frauen – einen Jodmangel ausgleichen helfen könnte, ohne dass gleich zur „chemischen Keule" Jodsalz gegriffen werden müsste.

Von Jodallergikern bisher vertragen wurden Rotweine aus **Deutschland, Frankreich, Italien, Bulgarien** und Ungarn.

Ein Geheimtipp für Rotweinkenner ist der „Assmannshäuser Höllenberg" und andere **Spätburgunder** vom **Staatsweingut Assmannshausen,** das in der Nähe von Rüdesheim am Rhein liegt.: **Hessische Staatsweingüter GmbH Kloster Eberbach, Domäne Assmannhausen, Höllenbergstr. 10, 65385 Rüdesheim-Assmannshausen, Tel.:** 06722/ 2273, **Fax.:** 06722/ 48121, **eMail:** assmannshausen@staatsweingueterhessen.de, Internet: www.weingut-kloster-eberbach.de
- **Weißwein:** Auch Weißwein wurde bis jetzt von Menschen mit Jodunverträglichkeit vertragen. Aus einem sehr großen Angebot hier zwei Insider-Tipps aus dem Öko-Weinbau: **Mosel – Obermosel/Elbling: Öko-Weinbau Manfred Welter,** Warsbergerstr. 47, D-54457 Wincheringen, Tel.: 06583/ 495, Fax.: 06583/ 993220 ; – **Pflälzer Mittelhaardt: Weingut Isegrim, Bioland, Isegrim-Hof, Am Spielberg 2, 67098 Bad Dürkheim/Ungstein,** Tel.: 06322/ 7731, Fax.: 06322/ 98 10 62, EMail: isegrimhof@gmx.de, Internet: www.isegrimhof.de.

g) Bier

Wegen der beruhigenden Wirkung scheint Bier mit hohem Hopfengehalt (=Pilsener) besonders gut verträglich zu sein. Uns sind bisher keine negativen Reaktionen auf Bier bekannt geworden.

h) Trinkwasser

Immer wieder taucht das Gerücht – z.T. von Medizinern geäußert – auf, das Trinkwasser würde jodiert, zuletzt gehört in Freiburg.

Nachdem die Deutsche SHG auf die erste öffentlich gemachte Forderung von Deutschen Kinderärzten, das Trinkwasser zu jodieren, aufs Heftigste protestiert hatte, wurde uns von einem Staatssekretär am Rande der 48. ordentlichen Mitgliederversammlung der Arbeitsgemeinschaft für Wirkstoffe in der Tierernährung e.v. in Potsdam am 25. April 2002 versichert, die geplante Trinkwasserjodierung sei „endgültig vom Tisch".

Tatsächlich würde eine Trinkwasserjodierung für die Millionen Jodallergiker, Morbus Basedow- und Hyperthyreosekranken das sichere Todesurteil bedeuten und wäre glatter Mord – also eine Killerversion der Zwangsjodierung, gegen die jeder sofort Anzeige wegen versuchten Mordes erstatten könnte.

22. Babynahrung

Dieser Bereich für die empfindlichsten Verbraucher ist geradezu in **katastrophal jodiertem Zustand**, und nur **im Bio-Bereich** können Sie Säuglings- und Kindernahrung ohne künstliche Jodzusätze (zu denen auch die verdeckten Jodzusätze über Ei- und Milchprodukte zählen) finden. Hier lohnt es sich zu schauen, und aus einem größeren Angebot bringen wir hier zwei Beispiele: **„Martin Evers Naturkost"** (Evers **Naturkost GmbH, Postfach 1124, 56242 Marienrachdorf,** Infotelefon: **0180- 5038377, Telefax: 02626- 7573940,** eMail: eversnaturkost@t-online.de) garantiert salzfreie Babykost.

- **Gemüsebrei** ab dem 5. Monat, – **Baby-Müsli** ab dem 6. Monat, – **Obst- Getreidebrei** ab dem 6. Monat, – **Reine Obstbreie**,- Guten-Abend-Breie auf Mandel-Soja-Basis, – **Milchfreie Drinks** auf Reis-, Hafer- oder Sojabasis.

„Holle" (Holle baby food GmbH, Baselstr. 11, CH-4125 Riehen, Tel.: 0041-(0)61 645 96 00, Fax.: 0041-(0)61 645 96 09, eMail: babyfood@holle.ch, http://www.holle.ch/) – eine **Schweizer Firma,** bietet eine schmackhafte Auswahl an Breien bereits ab dem 4. Monat an: – **Bio Reisschleim,** glutenfrei, milchfrei, Vollkorn-Reismehl, Vitamin B1,- **Bio Dinkelbrei,** milchfrei, Vollkorn-Dinkelmehl, Vitamin B1 , – **Bio Babymüsli** milchfrei, mit Dinkel, Hafer, Sultaninen, Apfelsaft, Sesam, Vitamin B1, – **Bio Haferflockenbrei,** milchfrei, Vollkorn-Hafermehl, Vitamin B1, – **Bio Hirsebrei,** glutenfrei, milchfrei, Vollkorn-Hirsemehl, Vitamin B1.

23. Bananen gibt es überall: Unbelastete Lebensmittel aus aller Welt.

Ananas – Avocados – Bananen – Datteln – Kokosnuss – Mandeln – Maronen...

Hier ist der Tisch wieder gedeckt: in allen Supermärkten werden Sie Früchte aus aller Welt finden, die Sie auch bei Jodallergie vertragen. Gut beraten sind Sie aber, wenn Sie außerdem einen verlässlichen Bioladen kennen, der Ihnen auch außer der Reihe Ihre bevorzugten Früchte bestellt: – **Datteln**, z.B. die saftigen, **israelischen Datteln** (mit Kern) von absoluter Spitzenqualität, die aber nur in wenigen Läden zu bekommen sind. Für uns werden sie von unserem Bioladen außerhalb der Saison (Oktober-April) auch extra bestellt:

D-54290 Trier – Zwiebel Naturkost, Jüdemerstr. 15, Tel.: 0651/ 41314. Datteln : „King Solomon", Bio-Produkt aus Israel.

Datteln enthalten alle lebenswichtigen Stoffe, sind großartige Energiespender auch über längere Zeit für Menschen, die in Deutschland nichts mehr zu essen bekommen können, als **Überlebens-Lebensmittel** geeignet.

- **Maronen** (=Esskastanien): saisonbedingt gibt es in Supermärkten im Herbst frische Maronen. In besonders gut sortierten Gemüse-Abteilungen finden Sie vakuum-verpackte, verzehrbereite gekochte französische Maronen: – Marons cuits von „Ponthier" in Frankreich, ohne Zusätze.

24. Jodzusätze für Nahrungsmittel-Industrie:

a) Recyceltes Jod

1996 wurde die Öffentlichkeit – jedenfalls die, die den Bonner Generalanzeiger las – über ein weltweit einmaliges Recycling-Verfahren unterrichtet, für das die deutsche Chemiefirma MCG Metall-Chemie (www.metall-chemie.com) in Troisdorf bei Bonn das weltweite Monopol hat: das Recyclingverfahren von Jod. In dem damaligen Artikel wurde aufgrund der Formulierung, „einen Teil des recycelten Elements braucht MCG selbst, zum Beispiel für die Herstellung von Jodsalz", die vom damaligen Konzernchef nicht beanstandet wurde, die Schlussfolgerung nahegelegt, ein Teil des recycelten Jodes gelange als jodiertes Speisesalz in die Nahrungskette.

Eine aktuelle Korrespondenz mit dem heutigen Chef dieser Chemiefirma stellt jedoch klar, dass diese Firma zu keiner Zeit Jod für Speisesalz recycelt hat und das auch auf Grund der nicht auszuschließenden Verunreinigung nie tun würde.

Inzwischen sind auch andere Chemiekonzerne auf diesen neuen Recycling-Zweig aufmerksam geworden.

Die Leuna „Spezialchemie" (www.infraleuna.de) berichtet darüber auf ihrer Homepage: „Zusätzlich zur historischen Schwefelchemie werden in den Mehrzweckanlagen maßgeschneiderte Spezialchemikalien für die Pharma-, Agro-, Lebensmittel- und Kunststoffindustrie hergestellt.

Neue Produktlinien sind Jodrecycling, Jod-Derivate, ..."

Am Institut für Umweltschutztechnik (Fachbereich Ingenieurwissenschaften) der Martin-Luther-Universität Halle-Wittenberg (http://ust.iw.uni-halle.de) , wurde ein neues Verfahrenskonzept entwickelt, und zwar die „Jodrückgewinnung aus röntgenkontrastmittelhaltigen Krankenhausabwässern", die bisher in den kommunalen Abwasserreinigungsanlagen lediglich verdünnt worden waren. Auf diese Weise gelangte das Jod aus den Röntgenkontrastmitteln auch ins Trinkwasser.

Das Recyclingverfahren ermöglicht durch "die Kupfer katalysierte alkalische Hydrolyse" die Freisetzung des in Röntgenkontrastmitteln gebundenen Jods als Jodid. Am Ende des Vorgangs wird Jodid „durch Oxydation in elementares Jod überführt und abgetrennt. Das verbleibende weitgehend jodfreie Abwasser hat das Potential, als Stickstoff- oder Kalidüngemittel verwertet zu werden."

„Weitgehend jodfrei" heißt allerdings, dass immer noch Jod in den Abwässern enthalten ist, die als Düngung verwandt werden dürfen. Und so kommt Recycel-Jod leider doch in die Nahrungskette...(Mathias Reisch/Andre Knorr/Dietlinde Großmann/Heinz Köser: „Zur Jodrückgewinnung aus Krankenhausabwässern", in: GWF, Wasser-Abwasser 144 (2003)Nr.5, S. 359-364)

b) Algen

Algen, „die grüne Super-Nahrung", liegen im Trend, nicht nur als Beilagen (Palma-ria/Laminaria) bei exotischenmGerichten, sondern auch als – oft übersehene – Zusatzstoffe in Lebensmitteln (z.B. als **Carrageen** in Speiseeis und Gelees und als **Agar-Agar**), Kosmetik und neuerdings auch Putzmitteln (z.B. Spülmittel).

„Ein kleiner **Warnhinweis:** Problematisch an den eigentlich wertvollen Meeresal-gen kann ihr hoher Jodgehalt sein. Zwar meint die Ernährungswissenschaft, dass wir Mitteleuropäer von diesem Spurenelement eher zu wenig abbekommen. Es gibt jedoch Menschen, die gegenüber Jod empfindlich sind und durch Algenver-zehr (aber auch Speisen mit jodiertem Salz) Schilddrüsenprobleme bekommen können.

Mikroalgen wie **Spirulina, Afa** oder **Chlorella** dagegen enthalten nur sehr **wenig oder gar kein Jod....**Mikroalgen stehen in unterschiedlicher Aufbereitung zur Ver-fügung. Am naturbelassensten ist sicher das Pulver. Dieses lässt sich auch am besten für grüne Zubereitungen in der Küche (Zugabe zu Säften, Salaten, Obst-speisen) verwenden. Gepresst gibt es Spirulina als Tablette. Hier sollten keine problematischen Presshilfen und Füllstoffe zum Einsatz kommen. Bei **Kapsel-**Angeboten muss man darauf achten, dass die Ummantelung nicht aus (tierischer) Gelatine, sondern aus (pflanzlicher) Zellulose besteht. Außerdem sollten keine unnötigen Chemikalien (Farbstoffe, Stabilisatoren u.ä.) enthalten sein.

Bei den **Tabletten** gibt es neuerdings solche, die ganz ohne Presshilfen hergestellt werden. Andere enthalten als Zusätze nur Silicium." (aus Norbert Messing: „Die grüne Super-Nahrung", in Natur & Heilen, Oktober 2000, S.18)

Interessant ist, dass von Seiten der Jodbefürworter immer wieder vor den asiati-schen Algen wegen ihres gesundheitsschädlichen hohen Jodgehaltes gewarnt wird. Und über diesen exorbitant hohen Jodgehalt gibt es sogar exakte Messun-gen, ganz im Gegenteil zu den ebenfalls exorbitant hohen und deshalb nicht we-niger gesundheitsschädlichen Jodgehalten in deutschen Milchprodukten, über die es keine exakten Laboruntersuchungen mehr gibt, seitdem das Vieh – genau wie die Menschen – zwangsjodiert wird.

Es scheint, dass die Herkunft der Algen von Bedeutung ist. Seit Ende der 90iger Jahre(– etwa zur selben Zeit setzten die offiziellen Warnungen vor den asiatischen Algen ein -) des vergangenen Jahrhunderts gibt es in Norddeutschland in der Nordsee zwei **Algen-Farmen**, die **jodhaltige Rot- und Braunalgen** züchten: in Su-rendorf in der Eckernförder Bucht, und auf Sylt.

Obwohl noch ein sehr junger Industrie-Zweig, ist er bereits erfolgreich: vier Sylter Restaurants beziehen von den Algenfarmen regelmäßig ihr **„Meeresgemüse"**, und eine **„Meereskosmetik"-Linie** ist gegründet worden.

Die sogenannte „Integrierte Meereskultur" ist ein aufstrebender Wirtschaftszweig, der als „ökologisch unbedenklich" eingestuft, und deshalb gefördert wird. In einem Bericht über „Die andere Seite der Algen" in „Kölnische Rundschau" vom 20.8.2003 wird folgendes besonders vermerkt: "Allerdings ist bei asiatischer Importware Vorsicht angebracht: Die Pflanzen sind oft älter und haben einen extrem hohen Jodgehalt.", dagegen werden die **deutschen Algen** früher geerntet, „was den Jodgehalt verringert."

25. Tierfutter

a) für Hunde

Auf Befragen kann man von Tierärzten erfahren, dass bei Hunden – möglicherweise auch bei anderen bepelzten Haustieren – Haarausfall, vor allem im Rückenbereich vermehrt auftritt. Diagnose: Stoffwechsel-Störung.

Interessant ist dabei die Beobachtung, dass betroffene Hunde, die nicht mehr mit – über die verarbeiteten Tierreste ja ebenfalls jodierte – Fertignahrung ernährt wurden, wieder völlig gesund wurden, und das Fell an den kahlen Stellen gesund und glänzend nachwuchs.

Auch Schilddrüsenerkrankungen – darunter Autoimmunerkrankungen – nehmen bei Hunden zu.

Futter-Empfehlung: Mischen Sie das Futter selber aus **frischem Gemüse** – am besten, wie für Sie auch, aus dem mediterranen Ausland –, einer kleinen **Knoblauchzehe, Obst, Haferflocken** und **Weizenkleie,** dazu **französischen Quark und/oder Fleisch ohne künstliche Jodbelastung, also Wildreste** (wenn Ihr Förster keine Jodsalzlecken im Wald stehen hat), oder **Pferdfleisch** (die Trierer Pferdemetzgerei Brenig, Adresse s. Fleisch, bietet ungesalzenes **Hundefutter** aus **Pferdfleisch in Dosen** an), oder **Geflügelreste** (!keine Geflügelknochen!) von **ungarischem, polnischem Geflügel.**

b) für Katzen

Inzwischen wird die SHG auch von Katzenbesitzern um Rat gefragt, deren Katzen die über das Futter jodierten Fleischgaben wie Innereien, Rind- und Putenfleisch nicht mehr vertragen. Unser Rat: weichen Sie genau wie beim Hundefutter auf Pferdefleisch und ungarisches und polnisches Geflügel aus.

c) für Pferde

Vor der Zeit der Jodkampagne wussten Pferdekenner noch, dass Jod Pferde hypernervös und noch schreckhafter werden lässt – keine wünschenswerten Eigenschaften, wenn es sich um Reitpferde handelt. Denn welcher Reiter sitzt schon gerne auf einer vierbeinigen „Handgranate"?

Nun hat der **eingebildete Jodmangel** aber inzwischen auch die Pferde erreicht, und man wird entsetzt feststellen können, dass in immer mehr Pferdeställen die roten, jodhaltigen Lecksteine Einzug gehalten haben, und es gibt sogar eine Sorte „Pferdeleckerli", die zusätzlich 0,3 Milligramm Jod pro Kilogramm enthält.

Dazu kommt das Jod in altem Brot und alten Brötchen, was gerne zusätzlich an Pferde verfüttert wird. Und tatsächlich stellen Reiter bei ihren Reitpferde zunehmende Nervosität und Schreckbereitschaft fest, und es kommt immer häufiger zu dem gefürchteten „Durchgehen" bei allerkleinsten Anlässen – z.B. wenn nur ein Vogel aus einem Gebüsch auffliegt – was früher nicht zwangsläufig zu einer Schreckreaktion geführt hatte.

Dadurch kommt es zu vermehrten Stürzen von durchgehenden Pferden.

Gleichzeitig beobachten Reiter, dass die meisten der ruhigen und nervenstarken unter den Reitpferden nur die weißen, also nichtjodierten Lecksteine in ihrem Stall haben und auch sonst keine jodierten Leckerli oder Brotreste gefüttert bekommen.

Eine Tier-Heilpraktikerin berichtete uns über eine deutliche Zunahme von Astma bzw. Husten bei Pferden. Nachdem bei allen betroffenen Tieren die roten Lecksteine entfernt und keine jodhaltigen Mineralstoffzusätze mehr gefüttert wurden, erholten sich **alle** erkrankten Pferde (das bedeutet 100%!) vollständig von ihrem Astma bzw. Husten.

In einem renommierten Fachbuch über **„Pferdefütterung"** wird deshalb auch **„vor unkontrollierter, überhöhter Jodzufuhr"** gewarnt. „Fütterung von über 20 mg Jod/Tag (z.B. durch Algenmehl mit J-Gehalten bis zu 2mg/g) an tragende Stuten verursachte bei neugeborenen Fohlen Erscheinungen wie beim Jod-Mangel (Kropf sowie Skelettveränderungen)." (vgl. Meyer/Coenen: Pferdefütterung, 4. erw. u. akt. Auflage, Berlin 2002, S. 60)

Futter-Empfehlung für ruhige, zuverlässige und nervenstarke Reitpferde:

Gequetschter Hafer, Heu, **„Pegasal"** (Zusatzfutter für Pferde ohne Jodzusatz, eine Art **Pferdemüsli**), Hersteller: Silocentrale S.à.r.l., Zulassungsnummer LU 005, Agrocenter Mersch, Luxemburg, Tel.: +352/ 32 64 64 410, und **Brennnesselsamen (Bezugsquelle: Alfred Galke GmbH – D-37534 Gittelde)** für Muskelaufbau und glänzendes Fell.

Für ältere Pferde mit Zahnproblemen empfehlen sich zusätzlich geraspelte Möhren.

26. Nahrungsergänzungsmittel

Dadurch, dass so viele Menschen die meisten zwangsjodierten Lebensmittel aus Gesundheitsgründen meiden müssen, entstehen Mangelerscheinungen, und wegen der Viehjodierung vor allem ein Mangel an tierischem Eiweiß und Kalzium. Die Betroffenen suchen verzweifelt nach unbedenklichen Nahrungsergänzungsmitteln, die die aufgezwungenen Mangelerscheinungen wieder ausgleichen können.

- „Basica-Sport"- in Pulverform von **Klopfer-Nährmittel GmbH, D- 85737 Ismaning,** enthält Mineralien, Spurenelemente – kein Jod! – und Vitamine zur Regeneration. Es wird von Jodallergikern gut vertragen. Es ist in Apotheken erhältlich.

- „Sikapur-Liquid"–Kieselsäuregel von **Medopharm Arzneimittel GmbH&Co.KG, D-79098 Freiburg.** Bei durch Jod ausgelösten Schäden der Haut und der Fingernägel wirkt es stärkend und heilend. Jodallergiker vertragen es gut – in Wasser oder Tee genommen. Es ist in der Apotheke erhältlich.

- „Schlehen-Elixier" – von **Weleda** ist ein naturreiner Presssaft aus erntefrischen Wildfrüchten. Zutaten: Schlehensaft (35%), Zucker, Zitronensaft (5%). Zur Kräftigung des Organismus nach Erkrankungen und besonderen Belastungen. Er wird von Jodallergiker vertragen und ist in Reformhäusern erhältlich.

- „Kanne Brottrunk" – von **Kanne Brottrunk GmbH&Co.KG in D- 59379 Selm-Bork, Bahnhofstr. 68, Tel.: 02592/ 9740-0, Internet: http://www.baeckerei-kanne.de/ und http://www.kanne-brottrunk.de/** mit lebendigen Milchsäurebakterien ist eine vollwertige Nahrungsergänzung, die zum Ausgleich des Mineralstoff-Haushaltes beiträgt. Die Firma benutzt grundsätzlich keine Jodzusätze. Ein besonderes Qualitätszeichen ist, dass Udo Pollmer, Lebensmittelchemiker und kritischer Journalist (Wissenschaftlicher Leiter des Europäischen Institutes für Lebensmittel und Ernährungswissenschaften in Hochheim) „seit über 20 Jahren Wilhelm Kanne sen. und Wilhelm Kann jun. als persönlicher Berater mit Rat und Tat zur Seite" steht.

Zur Hemmung der Schilddrüsentätigkeit (die durch zusätzliches Jod ja erst angeregt wird!) bei Überfunktion und Morbus Basedow werden sogenannte Thyreostatika (z.B. **Carbimazol, Thiamazol**) verordnet. Die unerwünschten, weil lebensgefährlichen Nebenwirkungen dieser Medikamente sind u. a. Leber- (Leberentzündung, Gelbsucht) und Knochenmarkschäden (Agranulozytose kann sich schnell entwickeln).

Zum Schutz der Leber und zu ihrer Regeneration empfiehlt sich „Dr. **Metz Panaktiv cellulär-flüssige Bierhefe".** Sie wird aus Gerstenmalz ohne Einsatz chemischer Hilfsstoffe gewonnen, enthält kein Jod, dafür u.a. das die Leberfunktion unterstützende Cholin. Man bekommt sie in Apotheken, Reformhäusern und direkt bei: **Dr. Metz, Postfach 1446, D-65764 Kelkheim/Taunus, Tel.: 06195/ 3071, Fax.: 06195/ 87 29, eMail: info@drmetz.de, Internet: www.drmetz.de.**

Ohne Jod ist das Lachsöl-Konzentrat „Ameu" von **Omega Pharma,** und im Beipackzettel wird extra auf seine Verträglichkeit auch für Jodempfindliche hingewiesen: „Die Lachsfische für das **Ameu-Lachsöl-Konzentrat** stammen aus dem Nordpolarmeer. In diesen kalten Gewässern ist der Anteil an Omega-3-Fettsäuren im Fisch

besonders hoch und das Wasser noch sauber. Das belegen regelmäßige und sorg-
fältige Kontrollen. Außer einer geringen Menge an Vitamin E zum Schutz der
wertvollen Omega-3-Fettsäuren enthält Ameu wenig weitere Zusätze, die für die
Kapselproduktion erforderlich sind. Vor allem enthält es keine künstlichen Farb-
oder Konservierungsstoffe. Auch für Natrium – und Jodempfindliche ist Ameu
geeignet." (Omega-Pharma GmbH, Postfach 2754, D-33257 Gütersloh)

27. Medikamente – Naturheilmittel

a) Medikamente

Dieser Bereich ist derart schwierig und unübersichtlich, dass hier nur wenige Informationen und einige Anregungen gegeben werden können.

Es empfiehlt sich immer, bei den entsprechenden Pharmafirmen nachzufragen,
von denen man im Allgemeinen schnelle und weiterführende Antworten erhält.

Merck Darmstadt z.B. gibt eine Medikamentenliste mit jodhaltigen Medikamenten
heraus: Postfach, 64271 Darmstadt; Frankfurter Str. 250, 64293 Darmstadt, Tel.:
06151/72–0, Fax.: 06151/72-2000, Internet: http://www.merck.de

Darüber hinaus gehen die Informationen des BPI in „Rote Liste", wie sie in jeder
Apotheke und in jeder Praxis zur Handbibliothek gehört. Vielleicht kennen Sie
einen Apotheker, der Ihnen eventuell sein Exemplar vom letzten Jahr überlässt.
Das ist dann zwar nicht auf dem letzten Stand der Forschung, aber in den wesent-
lichen Teilen doch brauchbar und für eine Erstinformation allemal gut.

Selbst Jodbefürworter, die die Schädlichkeit des Jodes in den Lebensmitteln als
geringfügig oder gar nicht existent bezeichnen, geben zu, dass jodhaltige Röntgenkontrastmittel oft überhaupt erst die Auslöser einer jodinduzierten Erkrankung, z.B. Morbus Basedow, sind.

Wer also bereits allergisch auf jodierte Lebensmittel reagiert, und/oder an einer
Schilddrüsenerkrankung leidet ist gut beraten, wenn er bei einer unumgänglichen
Untersuchung mit Kontrastmitteln darauf besteht, dass ein jodfreies Röntgenkon-
trastmittel benutzt wird. Die gibt es nämlich.

Ein jodfreies Röntgenkontrastmittel gibt es z.B. von Schering: „Ultravist" – nicht-
ionisches Kontrastmittel (nach Auskunft von Schering Deutschland GmbH vom
22.12.98 auch in Indonesien erhältlich).

Nachfolgend sind die Präparatgruppen aufgezählt, in denen jodhaltige Bestandteile vorkommen können: 1. Röntgenkontrastmittel, 2. Schilddrüsetherapeutika, z.B.
Euthyrox, L-Thyroxin, Novothyral, u.v.m., 3. Virustatika, 4. Vitamin- und Mineral-
stoffpräparate, 5. Antiarrhythmika, 6. Antiseptika und Desinfizienzien, z.B. das in
Kliniken in Ops und Kreisssälen oft verwendete „Betaisodona", 7. Atemwegsthe-
rapeutika, 8. Balneotherapeutika, 9. Leber- und Gallenwegstherapeutika, Magen-
Darm-Mittel, 10. Dermatika, 11. Gynäkologika, 12. Ophthalmika

Interessant ist, wie viele jodhaltige Präparate es auch für diejenigen Beschwerde-
bereiche gibt, die auch durch Jod ausgelöst werden, wie Herzrhythmusstörungen
(=Antiaarhythmika), Atemwegserkrankungen wie Asthma, Husten, Schnupfen etc
(=Atemwegstherapeutika), Magen-Darm-Störungen (=Leber- und Gallenwegsthe-
rapeutika), Hauterkrankungen wie Akne (= Dermatika), und Augenerkrankungen
(= Ophthalmika).

Wie leicht bekommt da ein Mensch, dessen Beschwerden erst durch Jod ausgelöst
werden, gerade ein jodhaltiges Präparat verschrieben, das die Beschwerden dann
verschlimmert, statt sie zu lindern.

Bei der immer häufiger angewendeten **Radioiodtherapie** werden, wie der Name
schon erkennen lässt, **jodhaltige Kapseln** verabreicht, z.B. **„THERACAP131"** von
Amersham Buchler in Braunschweig. Dabei enthält eine Hartgelatinekapsel <20
Mikrogramm Natriumiodid.

Die **Nebenwirkungen sind gravierend**, sie reichen als sogenannte **„Frühfolgen"** von
Hyperthyreose, über **Thyreoiditis** und schwerwiegender **Trachealeinengung**
(=**Verengung der Luftröhre**), bleibendem **Geschmacks- und Zahnverlust, allergi-
schen Reaktionen und Mundtrockenheit bis zu einem lokalen Hirnödem. „Spätfol-
gen"** sind mögliche **Hypothyreose, Panzytopenie mit Todesfolge** (=starke Vermin-
derung der Blutzellen aller Systeme), **Blasen- und Brustkrebs, Leukämie** sowie
Unfruchtbarkeit. (Nach der Produktinformation von Amersham Healthcare, in:
Kölner Universitäts-Journal, 3/1997)

b) Naturheilmittel

- **Melissengeist:** – Die Inhaltsstoffe der Melisse, die sogenannten Auron-Flavonoide,
hemmen den **Jodeinbau** in die Schilddrüse, indem sie die Umwandlung von Thyro-
xin zu Triiodthyronin bremsen. So wirken sie als eine Art „Antihormon" beruhigend. Gleichzeitig regen sie den Flüssigkeitshaushalt an, wodurch die **Jodaus-
scheidung** beschleunigt wird.

- **Melisse-Kräutertabletten:** – Zusammensetzung: 1 Tablette enthält 150 mg Melis-
senblätter-Pulver, 196 mg Trockenextrakt aus Melissenblättern, Auszugsmittel
Ethanol 30Vol.-%. Sonstige Bestandteile: Siliciumdioxid, Carmellose-Natrium, Mik-
rokristalline Cellulose, Calciumstearat, Glycerol alkanoat, Schellack, Talkum.

Beipackzettel: „Trotz der verbreiteten Anwendung von Melissenblättern als Arzneimittel haben sich bisher keine Anhaltspunkte für Risiken in der Schwangerschaft, Stillzeit und bei Kindern unter 12 Jahren ergeben. Zusätzliche Untersuchungen liegen nicht vor. Wegen dieser fehlenden Untersuchungen sollen Melisse-
Kräutertabletten in der Schwangerschaft, Stillzeit und bei Kindern unter 12 Jahren
nicht eingenommen werden."

Bezugsquelle: Dr. Dünner, Import-Export GmbH, Bahnhofstr. 24, D-83052 Bruckmühl.

- **Gastrovegetalin:** – sind **Kapseln** mit Melissenextrakt für alle, die den Alkohol im Melissengeist meiden wollen oder müssen.
- Extrakte aus **Eisenkraut** wirken antithyreotrop (vgl. Max Wichte, Hrsg: Teedrogen, Wiss. Verlagsgesellschaft Stuttgart, S.151)

28. Jod-Ausleitung
a) Homöopathie:
- **Viscum album LM1:** – 1 Tropfen/1EL Wasser alle 2-3 Tage, das nur drei-Mal, danach mit dem entsprechenden Konstitutionsmittel fortfahren. Gleichzeitig: viel Trinken.
- **Lycopus virginicus :** – „Virginischer Wolfsfuß", wird bei Basedow, nervöser Tachykardie, Hyperthyreose, Herzschwäche, Schlaflosigkeit, Durchfällen mit Herzinsuffizienz in der Homöopathie gebraucht. Hersteller: **Deutsche Homöopathische Union Karlsruhe.**

Es **hemmt** die **Jodaufnahme,** und vor einem riskanten, d.h. möglicherweise jodierten Essen eingenommen, kann es die durch Jod ausgelösten Symptome lindern, es sei denn, man ist Jodallergiker. Bei Allergikern wirkt es leider so gut wie gar nicht.
- **Lycoaktin:** – ein pflanzliches Mittel aus Wolfstrapp wird von der **Firma Steigerwald** vertrieben. Wirkt beruhigend bei durch Jod ausgelöster Nervosität, Schlaflosigkeit und Herzrasen.

b) Entgiftungsmöglichkeiten

- **Ölsaugen,** Literatur: Norbert Messing: Gesund und fit durch Ölsaugen. Bio-Ritter-Verlag, Tutzing, ISBN 3-920788-44-3.
- **Kanne Brottrunk** (s.o.) – ein Milchsäure- Gärungsprodukt aus Vollkornbrot und hauseigenem Natursauerteig und Wasser, das in allen Bioläden und Reformhäusern zu bekommen ist. Literatur: G. Friedel: Gesundheit fast zum Nulltarif, Ariane Verlag , 5. Auflage 1995
- **LUVOS-Heilerde 1 zum Einnehmen:** sie „bindet überschüssige Magensäure und Bewirkt, dass Sodbrennen, saures Aufstoßen, Magendruck und Völlegefühl sowie Durchfall günstig beeinflusst werden. Wegen ihres ausgeprägten Bindevermögens ist Luvos-Heilerde 1 auch zur allgemeinen Darmsanierung geeinget. Außerdem wirken ihre basischen Mineralstoffe einer Übersäuerung des Körpers entgegen."
„**Luvos-Heilerde** ist ein reines Naturprodukt ohne chemische oder sonstige Zusätze und besteht ausschließlich aus naturreinem Löß. Dieser enthält zahlreiche Mineralien und Spurenelemente. Die Analyse von Luvos-Heilerde (Institut Fresenius, Taunusstein) ergab folgende Elementarzusammensetzung (in mg/g Luvos-Heilerde):

Aluminium 60,4, Chrom 0,09, Eisen 46,3, Fluor 1,4, Kalium 17,8, Kalzium 57,9, Kobalt 0,015, Kupfer 0,016, Mangan 0,6, Magnesium 11,1, Molybdän 0,001, Natrium 5,3, Nickel 0,033, Phosphor 0,8, Selen 0,002, Silizium 325,7, Strontium 0,001,Titan 5,1, Vanadium 0,080, Zink 0,058." (Informationsstand: April 2000, Internet: www.luvos.de)

29. Nützliches Wissen

a) „Natürliches" und „künstliches" Jod:

Wenn wir von „künstlichem„ (=isoliertem) „Jod" reden, wollen wir damit keine neue Diskussion über „Natürlichkeit" oder „Künstlichkeit" entfachen. Wir verwenden das Wort „künstlich" vielmehr wie in dem Ausdruck „Kunstdünger". Selbstverständlich kommen alle Bestandteile des sogenannten „Kunstdüngers" auch in der Natur vor, aber eben nicht in dieser Konzentration und Zusammensetzung.

Dem vielfach vorgebrachten Verharmlosungsargument, das dem Vieh zugeführte Jod würde ja im Tier „verstoffwechselt", muss widersprochen werden. Erfahrungen von Jodgeschädigten zeigen immer wieder, dass Krankheitssymptome grundsätzlich dann auftreten, wenn Jodsalz oder das angeblich „verstoffwechselte" Jod via Viehfutter aufgenommen worden war. Natürliches Jod, also dasjenige, das ohne menschliche Einmischung in den Lebensmitteln vorhanden ist, wurde tatsächlich, wenn es nicht im Übermaß aufgenommen worden war, ohne Krankheitsanzeichen vertragen.

Vertragen werden von Jodallergikern allerdings nach wie vor **naturbelassene Lebensmittel** mit natürlichem Jodgehalt, wie 1. **Getreide:** Gerste, Hafer, Roggen. 2. **Nüsse/Samen:** Cashewnuss, Erdnuss, Mandel, Kürbis- und Sonnenblumenkerne, Lein-, Mohn- und Sesamsamen 3. **Gemüse/Kräuter:** Sojabohnen und grüne Bohnen, Brokkoli, Erbsen, Champignons, Grün-, Rot- und Weißkohl, Wirsing, Möhren, Kartoffeln, Endivie, Feldsalat, Spargel, Spinat, Rettich, Radieschen, Brunnenkresse, Dill, Schnittlauch, Thymian

4. **Zwiebelgewächse:** Zwiebeln, Charlotten Knoblauch, 5. **Naturöle/Natursäfte:** Olivenöl, Zitronensaft.

Vorsicht bei diesen natürlichen Jodgehalten

Problematisch können hingegen die Jodgehalte im südamerikanischen **Lapacho-Tee**, im **Efeu-Extrakt** (Hustenmittel) und im **Hagebuttenauszug** (Sonnenschutzmittel) wirken.

Safran, das früher so kostbare und deshalb sehr begehrte Gewürz aus dem Orient, enthält u.a. auch Jod. (in: „Gewürz-Insel", Karlplatz, Düsseldorf und C. Grube)

b) Notmaßnahmen

Einige Mitglieder sind dadurch, dass sie fast nichts mehr zu essen bekommen, bis auf 40kg Körpergewicht abgemagert. Wenn es Ihnen ähnlich ergeht, versuchen Sie langsam und vorsichtig, Ihre Ernährung wieder zu verbessern.

Zur Kohlehydrat-, Eiweiß- und Kalorienzufuhr: Argentinische Rinderfilets, Geflügel aus Polen, Ungarn und Frankreich, Kartoffeln, Reis, Selbstgebackenes Brot, Bananen, zwischendurch frische Datteln (Ihr türkischer Händler nebenan hat ganz frische), Oliven.

Fett und Mineralstoffe: Kerry-Gold Butter, Avocados (auch als Butterersatz aufs Brot geeignet), spanischer, italienischer, französischer Käse, mittlerweile in fast jedem Supermarkt zu bekommen.

Vitamine und Ballaststoffe: Gemüse und Früchte aus Südländern (Italien, Spanien, Israel, Neuseeland und Nord- und Südafrika), z.B. Tomaten, Weintrauben, Kiwis, Paprika, Grapefruit, Ananas (großer Kraftspender!) Mango.

Wenn Sie nicht auf **Milch** verzichten können, versuchen Sie, mit einer polnischen oder französischen Familie Kontakt aufzunehmen, die Ihnen Milch-Care-Pakete schickt. H-Milch, und H-Sahne lässt sich – außer im Hochsommer – gut verschicken. In Polen gibt es z.B. „Milly Mleko UHT 3,5 tluszszu von Ovita Nutricia , ein Liter H-Milch zu 80 Pfennig, bzw. nun ca. 40-50 Cents.

In Frankreich gehen Sie mit der Auchan-Marke „Lait des Campagnes francaise, lait sterilise U.H.T. und mit „Match"-Produkten auf Nummer Sicher.

IV. Jod und Non-Food

Es sind schon längst nicht mehr die jodierten Lebensmittel allein, die Jodallergi-kern und allen, die aufgrund anderer Schilddrüsenerkrankungen Jod meiden müs-sen, das Leben schwer, ja tatsächlich unerträglich machen.

1. Salzkristall-Leuchten/-Lampen

Da sind beispielsweise die Salzkristallleuchten, die im Zuge eines ideologisierten Gesundheitstrends Einzug in die Wohnungen gesundheitsbewusster Zeitgenos-sen, in Praxen von Homöopathen und Heilpraktikern, in Geschäften (vor allem in Lampengeschäften, Einrichtungshäusern und allen großen Kaufhäusern, die Lam-pen und Edelsteine anbieten), Edelsteinläden, Hotels und Restaurants gehalten haben.

Die Informationen über die Inhaltstoffe dieser Salzkristallleuchten sind wider-sprüchlich: zunächst wurde damit geworben, dass das aus urzeitlichen Salzablage-rungen herausgeschlagene Steinsalz, aus dem diese Salzleuchten bestehen, eine konstant gleichbleibend hohe Jodkonzentration hätte (vgl."Königs Steinsalz", in einer Information von „Erntesegen", herausgegeben von der Arbeitsgemeinschaft f. Verarbeitung u. Vertrieb von Demetererzeugnissen, Ottao-Nagler-Str. 16, 97074 Würzburg). Nachdem aber kritische Zeitungsartikel über die allergene Wirkung dieser Salzkristallleuchten erschienen waren, wurde in verschiedenen Anzeigen und auch in einer Sonderinformation „Das aktuelle Thema: Salzkristall-Lampen" der Steinheilkunde e.V. in Stuttgart, von Michael Gienger ausdrücklich bemerkt, dass die von einer bestimmten Firma vertriebenen Salzkristallleuchten „ohne Jodid" seien. (Steinheilkunde e.V., Sitz Stuttgart) Allerdings beruft sich Gienger dabei auf die Untersuchungsmethode der Vergasung von Jod bei Erhitzung bis 150 Grad, die wirkungslos ist, weil Jod erst bei 184 Grad den Siedepunkt, bei dem es zur Vergasung kommt, erreicht. Gebräuchlich ist die sogenannte Iod/Stärke-Reaktion, bei der eine Iodlösung zu Stärke hinzugeben wird. Ist elementares Iod vorhanden, färbt sich die Lösung tiefblau.

Es muss festgehalten werden: eine wissenschaftlich tragfähige Jodanalyse wurde von den Salzkristall-Lampen-Herstellern bis jetzt nicht vorgenommen. Sie kommen demnach ihrer Verpflichtung laut Produkthaftungsgesetz nicht nach, für die tat-sächliche Unbedenklichkeit ihres Produktes einen Nachweis erbracht zu haben.

Diese sehr teure Untersuchung von den Jodallergikern, die auf diese Salzkristall-Lampen allergisch reagieren, zu verlangen, wie es Michael Gienger anklingen lässt („Laut Information der Deutschen Selbsthilfegruppe der Jodallergiker in Trier erlebten Menschen mit Jod-Allergien allergische Reaktionen in der Nähe von Salzkristall-Lampen. Dabei wurde jedoch nicht untersucht, ob tatsächlich enthaltenes Jod der auslösende Faktor war." In: Das aktuelle Thema: Salzkristall-Lampen",a.a.O.), verdreht hier völlig die Verantwortlichkeiten. **Der Produzent bzw. Hersteller oder Vertreiber haftet für die Unbedenklichkeit seines Produktes, so steht es im Produkthaftungsgesetz, woran auch die Vertreiber der Salzkristall-Lampen nicht drehen können.**

Zwar ist der Verbraucher gut beraten, wenn er auch selber aufpasst, dass ihm kein problematisches Produkt angedreht wird, aber Analysen anfertigen zu lassen, um einen Unbedenklichkeits- bzw. Bedenklichkeitsnachweis zu erbringen, das ist nicht seine Aufgabe.

Inzwischen gibt es auch **Teelichter aus Salzkristallen** – also Vorsicht bei Tee-Einladungen und immer nachfragen, ob der Gastgeber derartige Gebrauchsgegenstände hat! Denn während man eine jodierte Nahrungsaufnahme verhindern bzw. verweigern kann, ist man **den eingeatmeten Allergenen gegenüber machtlos**, und deshalb einem durch sie ausgelösten **überfallsartigen Jod-Crash** hilflos ausgeliefert.

Die allergischen Reaktionen von Jodallergikern auf **Salzkristall-Leuchten** treten in sehr kurzer Zeit auf, nachdem sie etwa 5 Minuten in einem Raum gewesen waren, in denen die – beleuchteten oder unbeleuchteten! – Salzleuchten ihre Ionen an die Luft abgegeben haben, oder wenn sie sich in einem Gebäude – z.B. einem Kaufhaus – befinden, in dem ein etagenübergreifender Luftaustausch über die Klima-Anlage erfolgt.

Die Reaktionen reichen von **Brennen** und **Sandkörnergefühl in den Augen, Brennen und Jucken der Haut,** die sich dann allmählich rötet, bis zu einem schlagartig einsetzendem **Absacken des Kreislaufes,** dessen Folge ein **Kreislaufkollaps mit Bewusstlosigkeit** ist. Und der Kreislaufabsturz geht so blitzartig vor sich, der Schwindel, das Brausen in den Ohren, ein plötzliches Kältegefühl mit der Bewusstlosigkeit, die einsetzt, bevor Sie umfallen, dass sich folgende **Sicherheitsmaßnahmen** empfehlen:

- auf keinen Fall aufstehen! Es ist besser, Sie sacken im Bett oder im Sessel zusammen, als dass Sie die Treppe hinunterfallen oder im Zimmer unkontrolliert möglicherweise gegen Möbel schlagen.

- Sofort jemanden um Hilfe rufen; Singles sollten vorsichtshalber ihr Handy griffbereit haben;

- kein Glas (z.B. für Wasser, Korodin, Melissengeist etc.) benutzen, sondern eine Porzellantasse, weil die Scherben, wenn das Gefäß ihm Moment der Bewusstlosig-

keit herunterfällt, und Sie unmittelbar hinterher, nicht so scharf sind wie Glas-
scherben.

2. Dämpfe von jodierten Speisen

Vergleichbare Reaktionen wurden auch beobachtet, wenn Jodallergiker längere
Zeit in einem vollbesetzten Restaurant saßen und den Dämpfen der heißen, jo-
dierten Speisen ausgesetzt waren, oder wenn sie bei bunten, vor allem roten
Duftkerzen saßen, auch auf der Terrasse, also an der frischen Luft.

In H.T.P. Ammons Handbuch wird darauf hingewiesen, dass die Aufnahme der
allergenen Stoffe über die Atemwege zu besonders schweren Reaktionen führt:
„Entzündliche Reaktionen an den oberen und tieferen Atemwegen werden vor
allem durch direkten Kontakt mit inhalierten Stoffen, z.B. Antiasthmatika, Mukoly-
tika, Antibiotika, unter Umständen aber auch hämatogen (z.B. beim Jodismus)
ausgelöst.

Allergische Reaktionen des Typs I (anaphylaktische Reaktion) oder des Typs II
(Serumkrankheit)spielen sich nicht selten am oberen Respirationstrakt ab. Wenige
Minuten bis 1 bis 2 Stunden nach der Exposition tritt bei sensibilisierten Patienten
eine akute Rhinitis...oft verbunden mit anderen Zeichen einer allergischen Reaktion auf,...Bedrohlich wird die Situation, wenn gleichzeitig ein akutes lokales Ödem
(Quincke-Ödem) im Bereich des Kehlkopfes (Larynx-Ödem, Glottis-Ödem) auftritt.
Seine Symptome sind kloßiges Gefühl im Rachenbereich mit Schluckbeschwer-
den, Heiserkeit, Sprechschwierigkeiten, erschwerter Inspiration bis zur Atemnot
mit Unruhe und Angst, im Extremfall Ersticken durch maximale Verengung der
Stimmritze...Eine dritte Manifestation der allergischen Reaktion an den Atemwegen ist das Asthma bronchiale, eine spastische Verengung der Bronchien mit
Erschwerung besonders der Exspiration und entsprechenden Ventilationsstörun-
gen. Wenn der meist kurz andauernde Asthmaanfall in einen lang anhaltenden
Status asthmaticus übergeht, besteht eine akute Lebensgefahr... Zahlreiche
Pharmaka können die geschilderten allergischen Reaktionen an den oberen A-
temwegen auslösen. Besondere Bedeutung kommt aber den Salicylaten... Iod und
iodhaltigen Arzneimitteln (z.B. Röntgenkontrastmitteln) zu. (a.a.O.,S.49/50)

Eine Erklärung für diese besondere Problematik von Iod finden wir im selben
Handbuch auf S. 62: „Die Schilddrüsenfunktion kann durch Iodzufuhr...gesteigert
werden...Dies äußert sich in Steigerung des Grundumsatzes, Tachykardie, Schwit-
zen, Unruhe und unter Umständen im klinischen Bild des Morbus Basedow mit
Struma und Exophthalmus oder sogar einer thyreotoxischen Krise (hochgradige
Unruhe oder Somnolenz, schnelle, oberflächliche Atmung, Tachykardie und Ta-
chyarrhythmie mit Blutdruckabfall und Kreislaufversagen)."

3. Sicherheits-Garantie wegen Salzkristall-Leuchten

Jodallergiker, die solche Crashs vermeiden müssen, kommen nicht umhin, vor dem Betreten eines jeden Geschäftes, eines jeden Restaurants, einer Wohnung, einer Praxis etc, nachzufragen, ob irgendwo eine Salzkristallleuchte aufgestellt ist. Für entsprechende Anfragen und die nötige Haftung – z.B. bei der Ausübung des Berufes in Büros, Praxen, Vortragsräumen etc. – kann dieser mit juristischer Hilfe aufgesetzte Text hilfreich sein:

Betrifft: Gefahr durch Salzkristall-Leuchten

Ich reagiere allergisch auf die in manchen Räumen, Büros und Wohnungen aufgestellten Salzkristall-Leuchten.

Da ich in den von Ihnen zur Verfügung gestellten Räumen meinen Beruf ausüben soll, muss ich Sie auf die mir durch diese Salzleuchten drohende Gesundheitsgefahr eines anaphylaktischen Schockes hinweisen.

Wenn Sie eine Gesundheitsgefahr durch Salzleuchten für mich ausschließen können, bitte ich Sie, folgende Information zu unterschreiben: der Arbeitgeber gewährleistet, dass sich keine Salzkristall-Lampen/Salzkristall-Leuchten in den Bereichen befinden, die Relevanz für den Luftaustausch aufweisen, insbesondere nicht in den Arbeits- und Aufenthaltsräumen, die durch den/die ArbeitnehmerIn genutzt werden sollen.

Unterschrift des Arbeitgebers Ort/Datum

Literatur: D. Braunschweig-Pauli: Jod-krank, der Jahrhundertirrtum. 2.verb. Neuauflage, Verlag Ganzheitliche Gesundheit Norbert Messing, Bad Schönborn 2004.

H.T.P. Ammon : Arzneimittelneben- und wechselwirkungen. Ein Handbuch für Ärzte und Apotheker, Stuttgart 1991,S.49 ff, S.62.

4. Blumenwasser

Problematisch können auch Schnittblumen – immer noch die klassische Aufmerksamkeit für viele Anlässe – sein, wenn sie im Blumenladen in Wasser gestanden haben, dem Zusätze für bessere Haltbarkeit zugesetzt worden sind, auf die sie allergisch reagieren können.

Auch hier müssen sich jodgefährdete Menschen grundsätzlich informieren, ob der Blumenhändler pures Leitungswasser für seine Schnittblumen verwendet oder nicht. Nur Leitungswasser ohne Zusatzstoffe benutzen z.B. nach Auskunft der Inhaber folgende Blumenläden:

D-53119 Bonn: „Floristik Gerber", Oppelner Str. 128, Zweigstellen sind in den Bonner Stadtteilen: Duisdorf, Tannenbusch, Poppelsdorf, Beuel, Innenstadt. Außerdem ist „Floristik Gerber" im Flughafen Köln-Wahn vertreten. Neueröffnungen 2004: Heidelberg, Bad Godesberg und Köln-Hauptbahnhof.

D-54296 Trier: „Blumen Queins", Im Treff 25
Fragen Sie auch Ihren Blumenhändler, ob er reines Leitungswasser benutzt.

5. Kosmetik

Vorsicht bei Zusätzen von **Meersalz, Algen** und **Alginat**
Leider sind gerade im Biobereich, wie auch bei den Haarwaschmitteln, **jodhaltige Inhaltstoffe** wie Meersalz und Algen durchaus oft anzutreffen.
So auch bei einigen **Haarfärbemitteln** auf Naturbasis und mit Henna.

6. Pflegevorschläge bei Jodakne und Jodallergie

Masken: 1) LUVOS-Heilerde 2 äußerlich) von Adolf Just (enthält kein Jod). „Die Elementaranalyse von Luvos-Heilerde ergab folgende wichtige Mineralstoffe (als Oxide berechnet) und Spurenelemente: Kieselsäure – 63,20%, Kalziumoxid – 7,30%, Aluminiumoxid – 9,40%, Eisenoxid – 3,20%, Magnesiumoxid- 1,00%, Kaliumoxid – 1,79%, Natriumoxid – 0,92%. Sowie Fluor, Mangan, Vanadium, Chrom, Kobalt, Nickel, Zink, Zirkon, Strontium, Barium." (Informationsstand: Januar 1994).

2) **Grüne Tonerde** (argile verte) aus Frankreich: „**argiletz**, 14, route d' Èchampeu 77440 Lizy-sur-Ourcq, Tel.: 01.60.61.20.88, France." Zu beziehen über: argiletz-Tonerdeprodukte Bachert – Postfach 47, 65813 Eppstein, Telefon 06198/588271, Fax 588281.

Die Grüne Tonerde ist extrafein, enthält keine Konservierungsstoffe, ist garantiert unbehandelt und sonnengetrocknet. Sie wurde nicht an Tieren getestet. Zusammensetzung: Siliciumdioxid, Aluminiumoxid, Calciumoxid, Eisenoxid, Kaliumoxid, Magnesiumoxid, Natriumoxid, Manganoxid, Phosphoroxid. Spurenelemente: Kupfer, Kobalt, Lithium, Molybdän.

Puder: LUVOS-Heilerde-Puder, Wirkstoff: Naturreiner Löß. „Traditionell angewendet als mild wirkendes Arzneimittel bei nässenden Wunden, Verbrennungen, Hautjucken, unreiner Haut und zur Schmerzlinderung bei Hautbeschwerden. Gegenanzeigen, Nebenwirkungen und Wechselwirkungen mit anderen Mitteln sind nicht bekannt."

Gesichtsreinigung: Mandelseife „Amande douce", z.B. aus der Serie: „Savon du Midi", die in allen Bioläden zu bekommen ist. Das sind Pflanzenölseifen, die in der Provence in Frankreich hergestellt werden. Sie enthalten die sogenannte „Karitebutter": "Traditionell werden für die Karite-Seifen Palmen– und Coprahöle verwendet. Bei keiner unserer Seifen werden tierische Fette verarbeitet. Der Rohseife bzw. den Seifenspänen werden bei der endgültigen Verarbeitung je nach Sorte Honig, Karitebutter, Parfum oder ätherisches Öl zugegeben. Karitebutter wird in Afrika aus den Kernen der Früchte des Karitebaumes gewonnen. Ihre hauptpflegen-

IV. Jod und Non-Food | 63

de Wirkung ist dort seit langem bekannt....Unsere Seifen werden in kleinen Seifenmanufakturen mit dem überlieferten Fachwissen in der Tradition der Marseiller Pflanzenöl-Seifen hergestellt. Diese vorwiegend handwerkliche Produktionsweise findet sich spürbar in der Qualität einer milden, rückfettenden Seife wieder...
Midi, Monumentenstraße 33, 10829 Berlin."

Desinfektion: bei Pickeln und Furunkeln der Jodakne: australisches **Teebaumöl**, in der Apotheke erhältlich, kann die gefürchtete und entstellende Narbenbildung nach dem Abheilen vermindern, wenn nicht ganz verhindern. Je nach Hautempfindlichkeit kann es unverdünnt oder mit Mandelöl verdünnt aufgetupft werden.

Pflege der Gesichtshaut: reines **Mandelöl** (z.B. aus der Apotheke), bei Bedarf, z.B. bei Jodakne, mit Teebaumöl (aus der Apotheke) mischen. (1:2, oder 1:10, je nach Empfindlichkeit der Haut)

Pflege der Hände: „ERIS Melkfett Plus. Die andere Hautpflege", (ERIS.Bielefeld) nicht parfümiert, ohne Emulgatoren, wasserfrei, frei von Konservierungsstoffen. Melkfett hat sich vor allem bei den oft schilddrüsenbedingt rissigen Fingerkuppen und Fingernägeln bewährt. Es ist auch in Supermarkt-Ketten, z.B. Edeka, erhältlich.

Make-up: Jodallergikerinnen können, was ihre Gesichts-Pflege und ihr Make-up angeht, nicht vorsichtig genug sein.

Puder: Bewährt hat sich der absolut hautverträgliche französische Puder „Poudre Dermophile", der 1881 vom Pariser Apotheker Théophile Leclerc entwickelt wurde. Es gibt ihn in vier Farbtönungen: Bronzé, Chair Ocrée/Sablé, Camelia/Ivoire und Banane. Bezugsquelle: Manufactum, D-45729 Waltrop.

Wimperntusche: „Mascara" von Dr. Hauschka, erhältlich in Bioläden und Reformhäusern.

Lidschatten: „Logona"-Naturkosmetik, in Bioläden und Reformhäusern zu bekommen.

7. Körperpflege und Hygieneartikel

Toilettenpapier: Vorsicht, feuchtes Toilettenpapier , das „Jodopropynyl." enthält, ist jodhaltig.

„**sanft&sicher**", Premium Qualität der dm–Kette (=drogerie markt, auch in Österreich), besteht aus 100% reinem Frischzellstoff und wird von Jodallergikern vertragen.

„**zewa soft**"–Toilettenpapier besteht aus Zellstoff und wird ebenfalls von Jodallergikern vertragen. Es ist in Österreich, der Schweiz, in der Tschechei, in Ungarn, Russland und den baltischen Ländern zu bekommen.

Heftpflaster können „halogenorganische Verbindungen" im Klebestoff enthalten, weswegen es – auch bei sogenannten „hypoallergenen Wundpflastern" zu allergischen Reaktionen der Haut kommen kann. „Unter den Pflaster-

Unverträglichkeiten nehmen solche Hautirritationen mit Abstand den ersten Platz ein", so Dr. Angelika Heese, Allergologin am Städtischen Klinikum Bayreuth. (in: „Pflaster", Öko-Test-Magazin 8/99, S.43.) Keine halogenorganischen Verbindungen enthalten laut Öko-Test-Magazin (a.a.O.,S.42) z.B.: „Flint", Sprühverband von Togal, und „Hansaplast Sprühpflaster" von Beiersdorf .

Haarwaschmittel mit Meersalz können bei Menschen mit Jodunverträglichkeit beim Haarewaschen zu starken Bindehautentzündungen führen .

„Physiogel SHAMPOO" von Stiefel Laboratorium GmbH (D-63075 Offenbach/Main) ist ein Haarwaschmittel bei allergischer Haut, ohne Konservierungsmittel, Parfüm, Farbstoff und Antioxidans, und es wird von Jodallergikern vertragen und ist in Apotheken erhältlich.

„Lavaerde" von Logona Naturkosmetik (Hans Hansel GmbH, Zur Kräuterwiese, D-31020 Salzhemmendorf, http://www.logona.com/) ist eine Mineralkosmetik ohne Tenside. Sie ist ein natürliches Tonmineral, das im Atlasgebirge von Marokko abgebaut wird. Es gibt sie als Puder zum selber Anmischen, und als Fertigmischung: Citrus, Patchouli, Mandarine. Lavaerde wird von Jodallergikern vertragen und als besonders sanftes Haar-Waschmittel empfohlen. Sie ist in Bioläden erhältlich.

Zahnpasta: es gibt jodhaltige Zahnpasten, vor denen die Ärzte warnen. Wer auch noch das Fluor vermeiden will, das vielen, auch unjodierten Zahnpasten zugesetzt wird, für den ist das Zahnweiß-Pulver: „Megaweiß" der Firma „Uli Breiter Kosmetik" (eMail: MEGAWESS@BREITER.DE) aus Ingolstadt eine mögliche Alternative (in der Apotheke und in dm-Läden erhältlich). Dieses Zahnpulver besteht ausschließlich aus der Blüte der weißen Mangrove: "...Ohne zusätzliche Bleich- oder Schleifmittel und Salze, wie bei herkömmlichen Zahnbleichmitteln, die den Zahnschmelz angreifen und empfindlich verletzen können. MEGAWEISS ist eine naturkosmetische Ergänzung zur täglichen Zahnpflege. Das Pulver vor der täglichen Zahnpflege auf eine angefeuchtete Zahnbürste auftragen, die Zähne putzen und anschließend den Mund ausspülen."

8. Putz – und Waschmittel

Achten Sie hier, wie bereits erwähnt, auf Algenzusätze, die für Jodallergiker problematisch sein könnten.

„Frosch" – von Erdal Rex, D-55120 Mainz, ist ph-neutral, außerdem umweltfreundlich, weil die Tenside zu 98 % abbaubar sind. Von dieser Marke gibt es Spül- und Waschmittel.

Lavendelöl – von „Allos", Walter Lang, Imkerhof GmbH, D-49457 Mariendrebber, ist reines Lavendel-Destillat aus Lavendel aus der Provence. Es ist ein natürliches Desinfektionsmittel im Haushalt und Garten, wirkt gegen Motten, Ameisen und andere Insekten. Damit können Schränke und Regale ausgewaschen werden. Ich

gebe es auch gerne ins Putzwasser, weil es einen köstlichen Duft hinterlässt. Erhältlich im Bioladen.

9. Edelstein-Schmuck

Schmuck wird unter dem Gesichtspunkt des Gefallens und des Schmückens aus-
gesucht. Wer denkt schon beim Anblick leuchtender, farbenprächtiger Edelsteine
daran, dass sie auch eine **Wirkung auf die Schilddrüse** haben können. Und doch ist
das der Fall.

Es gibt Edel- und Halbedelsteine, die eine **anregende,** bzw. **beruhigende Wirkung
auf dieses Organ haben.**

Folgende Edelsteine (Aufzählung erhebt keinen Anspruch auf Vollständigkeit)
haben auf Grund ihrer **mineralischen Zusammensetzung** eine

a) **anregende Wirkung** auf die Schilddrüse haben: der grüne **Malachit** (Ko-
balt/Kupfer), der himmelblaue **Sodalith** (hoher Salzgehalt: Soda=Salz; Lith=Stein),
der lilafarbene und grünliche **Fluorit** (Fluor), **Koralle** und Schaumkoralle (Skelette
organischer Meereslebewesen, deshalb jodhaltig), **Perle** (keine Süßwasserperle,
ebenfalls „Meeresprodukt" mit Jodgehalt).

b) **beruhigende Wirkung** auf die Schilddrüse haben: **Gelber Jaspis, Blauer Topas,
Imperialtopas.**

c) **beruhigende Wirkung auf die jodgeschädigte Haut:** der durchscheinend honig-
farbene **Citrin** kann jodallergische Hauterscheinungen wie Brennen, Jucken und
Rötungen lindern. Antiallergisch wirkt auch der orangerote **Feuer-Opal.**

Jodempfindliche sind also gut beraten, wenn sie sich beim Erwerb eines Schmuck-
stückes nicht nur von der Schönheit der Edelsteine fesseln lassen, sondern wenn
sie darüber hinaus auch sicherstellen, dass ihnen der Edelstein ihrer Wahl auch
gesundheitlich bekommt. Der strahlend grüne Malachit zum Beispiel wirkt so stark
auf die Schilddrüse, dass eine Dame mit Morbus Basedow eine Malachitkette keine
fünf Minuten am Hals behalten kann.

10. Gebrauchsgegenstände:

a) Halogen-Lampen: Die sogenannten Halogen-Lampen enthalten außer einem
Edelgas auch **Halogene** wie Jod und Brom. Wenn defekte Lampen das Jod freiset-
zen, können sie für Jodallergiker gefährlich sein.

b) Papier: Jod wird neben Chlor auch zum **Bleichen von Papier** verwendet. Ein
Jodallergiker stellte fest, dass er mit allergischen Symptomen reagierte, wenn er
mit einem bestimmten **Passepartout-Papier** hantierte. Nähere Informationen dazu
finden Sie auf der Webseite: www.jodkrank.de unter „Aktuelles".

c) **Schulranzen:** Auch Schulranzen können – über den Kleber – Jod enthalten, wie die Stiftung Warentest (in.Öko-Test-Magazin 8/99) feststellte. In dem Artikel „Nicht auf die leichte Schulter nehmen" (a.a.O.,S.29-35) sind fünf Ranzen genannt, die sogenannte „Halogenorganische Verbindungen" enthalten. Das „sind eine Gruppe von Stoffen wie Brom, Jod oder (meistens) Chlor...Viele gelten als **allergie-auslösend oder krebserzeugend,** manche reichern sich in der Umwelt an." Die beanstandeten Schulranzen gehörten zu den Marken „ Sonnen-Leder Ranzen Ole", Modell „Speed" von Sammie, Modell „Space" von Scout Classic I, „Amaro, Art.Nr.:3152 (rot:fun & action)", und ausgerechnet ein „Greenpeace Ranzen, Modell Urwald, Best.-Nr.: 48016".

11. Persönliche Bewegungsfreiheit
Urlaub in Deutschland? – Reiseländer

Diese Frage wird uns oft gestellt, und da gibt es leider nur eine Antwort: wenn Sie sich nicht an Ihrem Urlaubsort selber mit von Ihnen zusammengestellten Produkten ohne künstliche Jodzusätze versorgen, können Sie in Deutschland nirgendwohin mehr fahren, ohne gesundheitlichen Schaden zu erleiden.

Keinem auch noch so gutwilligen deutschen Restaurant – oder Gasthausbesitzer kann es bei der gegenwärtigen Lebensmittellage gelingen, Ihnen Speisen ohne künstliche Jodzusätze vorzusetzen, weil die Jodierung des Viehfutters zu einem unübersichtlichen Dschungel jodbelasteter Nahrungsmittel geführt hat.

Außer Urlaub macht dieses Kardinalproblem auch für jeden Jodrisikomenschen das außer Haus essen völlig unmöglich. Im Grunde ist das eine verkappte Form von **Freiheitsberaubung.**

Weil das so viele Menschen betrifft – der Schilddrüsenspezialist Prof. Dr. Jürgen Hengstmann, Berlin, schätzte schon 1998 die Zahl der Betroffenen auf 10-15 % der Bevölkerung – macht sich deren Fehlen in Restaurants nun auch in den rückläufigen Zahlen bemerkbar, die das Gaststättengewerbe seit Jahren zu verzeichnen hat. Nach einem Zeitungsartikel vom 12. März 2002 ergab eine repräsentative Untersuchung der Centralen Marketing-Gesellschaft der deutschen Agrarwirtschaft (CMA), dass „die Bundesbürger...die Ausgaben für Essen und Trinken außer Haus im Vorjahr auf rund 146 Milliarden Mark (74,65 Mrd. Euro) gesenkt" haben. „Das waren rund vier Milliarden Euro oder fünf Prozent weniger als 2000", sagte der Markforscher Paul Michels.

Einigermaßen sichere Urlaubsländer sind für uns **Polen (trotzdem Vorsicht:** in **Gaststätten wird das Essen jodiert;** aber wenn Sie ungesalzenes Essen bestellen, und Ihr Salz selber dazugeben, dann dürfte nichts passieren)), **Ungarn,** die **Slowakei,** die **Türkei (s. wie Polen!),** sowie **Frankreich, Spanien, Portugal** (Hier: **Vorsicht** mit H-Milch, die aus Brandenburg importiert ist, weil die Portugiesen zuwenig Milchwirtschaft haben), und vor allem **England, Irland** und **Schottland**.

Patienten mit jodverursachten schweren Herz-Rhythmusstörungen erlebten einen Irland-Aufenthalt als wahre Erholung von ihren Beschwerden, da – anders als in Deutschland möglich – vom Tag der Ankunft an eine 100% Ernährung ohne künstliche Jodzusätze zur Verfügung stand.

In **Schweden** werden zwar weder Viehfutter noch Fertigprodukte – wie Knäckebrot – jodiert, dafür kann man aber in Restaurants sein **jodiertes Pech** erleben. Also unbedingt beim Koch nachfragen! Ich erfuhr gerade von einem schwedischen Koch, der entsetzt war, als er von den Jodschäden erfuhr...

In **Amerika** gibt es zwar ein sehr jodhaltiges Mehlbleichmittel, aber die Futtermittel werden nicht jodiert. In Restaurants stehen zur freiwilligen Verwendung zwei verschiedene Salzstreuer auf dem Tisch: einer mit Jod und einer ohne Jod. Denn **Jodsalz ist nicht koscher, und vorjodierte Speisen könnten die Juden nicht essen.**

Wer Fernreisen bevorzugt, sollte auch einmal an **Indien** denken. Das erst 1999 verhängte Verkaufsverbot für normales Kochsalz – weil auch in Indien die Jodierungskampagne eingezogen war – wurde schon ein Jahr später, im Jahre 2000 wieder aufgehoben mit der Begründung: „**Jodsalz sei giftig, es mache anfällig für Krebs, Diabetes und Depressionen.**" (Bericht im „Spiegel" vom 13.11.2000 unter dem allerdings abwertenden Titel: „Sieg des Aberglaubens").

12. Überlebens-Tipps

a) Allergie-Pass

Viele Jodallergiker klagen darüber, dass ihnen ihr Allergologe den Jodallergie-Test sowie den Jodallergie-Ausweis verweigert mit dem „Argument", es gäbe keine Jodallergie. Abgesehen davon, dass zu prüfen wäre, ob es sich bei dieser Weigerung nicht um unterlassene Hilfeleistung handelt – immerhin schwebt ein Jodallergiker ohne Jodallergiepass im durchjodierten Deutschland permanent in **Lebensgefahr** – müssen Jodallergiker dann eben zur Selbsthilfe greifen, und sich selbst einen **Jodallergie-Pass** schreiben. Beispiel:

Jodallergie-Pass für:

Name:

Adresse:

Telefon- und Fax-Nummer:

Hausarzt (Adresse, Tel.-Nr.):

Es besteht eine **lebensbedrohliche Allergie**/Unverträglichkeit gegen: **Jod**

Folgende Stoffe können Anlass zu lebensbedrohlichen Reaktionen geben:

Jod – in Form von **jodiertem Speisesalz in Lebensmitteln,** in Form der über das jodierte Viehfutter **jodierten deutschen Fleisch- und Milchprodukte,** in Form von jodhaltigen Desinfektions- und Kontrastmitteln und anderen jodhaltigen Medikamenten, algen- und meersalzhaltiger Kosmetik- und Körperpflege-Produkten, in Form von Salzkristall-Lampen.

Die Allergie/Unverträglichkeit äußert sich als: Asthma, Akne, Urticaria-/ Quincke-Ödem, gastrointestinale Beschwerden, Herzrhythmusstörungen, hoher Blutdruck, Bindehautentzündung, Kreislauf-Kollaps, Ohnmachtsanfall, anaphylaktischer Schock, der tödlich verläuft..

Notfall-Maßnahmen: keine jodierten Lebensmittel, keine deutschen Fleisch- und Milchprodukte, keine deutschen Eier, keine jodhaltigen Medikamente und Desinfektions – und Kontrastmittel.

Achtung: keine Salzkristall-Lampen!

b) Attest

Bescheinigung wegen Mehrkosten für unjodierte Lebensmittel für die Steuererklärung. Sie können Ihren Arzt/Ihre Ärztin bitten, Ihnen ein ähnliches Attest auszustellen, damit die **bedeutenden finanziellen Mehrbelastungen**, die Ihnen der **Einkauf der nichtjodierten Lebensmittel im Ausland aufzwingt**, steuerlich abgesetzt werden können:

„**Ärztliches Attest zur Vorlage beim Steueramt**

Der Patient/die Patientin leidet an Morbus Basedow/Morbus Hashimoto / Hyperthyreose / Jodallergie, und um ein normales Leben führen zu können, ist er/sie genötigt, seine /ihre Lebensmittel im benachbarten Ausland, in dem nicht jodiert wird, einzukaufen. Dort findet der Patient/die Patientin Lebensmittel aus Frankreich/Belgien/Polen/Ungarn/Tschechien, die nicht jodiert sind, denn er /sie leidet an einer sehr starken Jodallergie."

c) Fragebogen: „Hyperaktivität bei Kindern" (nach Dr. Jürgen Reckin)

Dieser Fragebogen ersetzt nicht eine Untersuchung durch einen wirklich sachkundigen Facharzt.

Wie alt ist Ihr Kind?

Seit wann haben Sie bei ihm erste Anzeichen von Hyperaktivität bemerkt?

Welche der folgenden Symptome haben Sie feststellen können?

Zutreffendes bitte ankreuzen

- Nervosität – Zappeligkeit – Schlafstörungen
- Angstzustände (situationsunabhängig) – Lichtempfindlichkeit
- Vermindertes Dämmerungssehen – Geschwollene Augenlider
- Schweißausbrüche – Häufige Kopfschmerzen
- Erschöpfungszustände – Haarausfall

Welche Krankheiten wurden bei Ihrem Kind diagnostiziert?

Welche der folgenden Lebens-, bzw. Nahrungsmittel werden regelmäßig verzehrt? Zutreffendes bitte ankreuzen
- Brot/Brötchen – Salzkartoffeln – Pommes frites – Wurst – Schinken – Bouletten – Fischkonserven – Gesalzenen u. geräucherten Fisch – Fertigsoßen – Brühe – Fertigsuppen – Fleisch – Milchprodukte – Eier
Bitte ergänzen: Welche dieser Lebens- Nahrungsmittel werden überwiegend als Bioware gekauft?
Bevorzugen Sie immer jodierte Produkte, wenn Sie auch die Wahl haben, unjodierte zu kaufen?
Verwenden Sie in Ihrem Haushalt jodiertes Speisesalz? Wenn ja, seit wann?
Ist Ihnen bekannt, dass es durch Mehrfachjodierung zu einer gesundheitsschädlichen Überjodierung kommen kann?
Bevorzugt Ihr Kind Salziges?
Nimmt Ihr Kind am Schulessen teil?
Wurden Ihrem Kind Jodetten verordnet?
Kennen Sie die Nebenwirkungen von Jodtabletten?
Hat der behandelnde Arzt/Heilpraktiker einen Jodschaden/ Jodunverträglichkeit / Jodallergie / Schilddrüsenerkrankung erwogen?
Sind Ihnen Naturheilverfahren bei Hyperaktivität bekannt?
d) Notfall-Teams
Stellen Sie sicher, dass Sie im Falle eines **Krankenhausaufenthaltes** im Krankenhaus sicher ohne künstliche Jodzusätze ernährt werden können.
Denn in den meisten Kliniken steht auf der „Speisenkarte für Patienten": „Alle Speisen werden mit jodiertem Speisesalz zubereitet" (Patienten-Information: U.Meyer, verantw. Hrg. für das Klinikum Dortmund gGmbH).
Wenn Sie Familie haben, wird das kein Problem sein. Singles müssen im Freundeskreis regelrechte **Nothelfer** organisieren und ihnen eine Liste an die Hand geben, anhand derer auch Nichtbetroffene die unbedenklichen, weil nicht jodierten, Lebensmittel einkaufen können.
Aktuell bewährte sich so ein **„Jod-Helfer-Team"** bei dem plötzlichen Krankenhaus-Aufenthalt eines Jodallergikers dergestalt, dass sich auch behandelnde Ärzte und Krankenschwestern neben der Leitung der Krankenhausküche darum bemühten, dem Kranken Essen ohne künstliche Jodzusätze zu ermöglichen.
Dabei stellte sich erfreulicherweise heraus, dass dieses Krankenhaus bereits – wegen der bekannten Jodschädigungen – ohne Jodsalz kochte.
Problematisch waren die dazugekauften jodierten Halb- und Fertig-Produkte, sowie die über das Viehfutter jodierten Fleisch- und Milchprodukte.

13. Bezugsquellen

a) Internet-Versand

http://www.essbarelandschaften.de/

http://www.erntesegen.de/

www.LebeGesund.de

Die Internet-Shops http://www.tulip.de/ sowie http://www.tivall.de/ wurden uns als Anbieter jodfreier Produkte persönlich empfohlen. In diesem Fall liegen uns aber keine ausdrücklichen Bestätigungen der Firmen vor. Bitte bei einer Kontaktaufnahme unbedingt nachfragen!

b) **Asia-Läden** und Läden mit Spezialitäten aus Ländern, in denen nicht jodiert wird

c) **Ikea.**

d) **Bioläden und Reformhäuser** – aber Vorsicht, wenn dort **Salzleuchten** verkauft werden!

In **Reformhäusern** erhältlich sind Produkte von **„Natura"**, bei denen nur Siedesalz verwendet wird. Die Umstellung auf nichtjodiertes Salz erfolgte 2002, weil sich viele Jodallergiker bei der Firma gemeldet hatten.

e) D-54290 Trier: **"La Cucina"**, Italienische Delikatessen: Käse-, Schinken- und Salami-Spezialitäten, frische, gefüllte Pasta; Antipasta, Dolci, Weine, Grappe. **Gaby und Fred Thiel, Jakobstr. 33, 54290 Trier, Tel.: 0651/ 73361, Fax.: 0651/ 73311, eMail: info@la-cucina-trier.de, Internet: www.la-cucina-trier.de**

Literatur:

Ammon, H.P.T.: „Arzneimittelneben-und Wechselwirkungen. Ein Handbuch für Ärzte und Apotheker", Stuttgart 1991

Braunschweig-Pauli, Dagmar: „Jod-Krank, der Jahrhundertirrtum", 2. verb. Neuauflage, Verlag Ganzheitliche Gesundheit Norbert Messing, Bad Schönborn 2004

Braunschweig-Pauli, Dagmar: „Die Jodlüge. Das Märchen vom gesunden Jod", Herbig Verlag München 2003

Braunschweig-Pauli Dagmar: „Krankmacher Jod. Die Chronik eines Jahrhundertskandals", Verlag Ganzheitliche Gesundheit Norbert Messing, Bad Schönborn 2002

Bruker, Dr. med. M.O./Gutjahr,Ilse: „Störungen der Schilddrüse. Was man über die Schilddrüse wissen sollte. Störungen, Ursachen, Heilbehandlung, Warnung vor jodiertem Salz", Emu-Verlag 1996

Buchwald, Dr. med. Gerhard: „Impfen – das Geschäft mit der Angst", Knaur, München 2000

Friebel, Gisela: „Gesundheit fast zum Nulltarif", Ariane Verlag, 5. Auflage 1995

Messing, Norbert: „Das praktische Handbuch vom Vitamin C", Verlag Ganzheitliche Gesundheit Norbert Messing, 4. Auflage 1997

Messing, Norbert: „Lebensmittel als Arznei. Praktische Ernährungsmedizin bei Arteriosklerose, Diabetes und anderen Zivilisationskrankheiten", Verlag Ganzheitliche Gesundheit Norbert Messing, Neuauflage Bad Schönborn 2004

Messing, Norbert: „Der Obst-Gemüse-Faktor". Gesund+vital+jugendlich durch pflanzliche Hochleistungsnahrung", Verlag Ganzheitliche Gesundheit Norbert Messing, Bad Schönborn 2001

Messing, Norbert: „Heilen mit Bierhefe. Die Wiederentdeckung einer alten Volksarznei", Verlag Ganzheitliche Gesundheit Norbert Messing, Bad Schönborn 2004

Meyer, Helmut/Coenen, Manfred: „Pferdefütterung", 4. erw. u. aktualisierte Ausgabe, Berlin 2002

Rütting, Barbara: „Bleiben wir schön gesund", Herbig Verlag München 2001

Stiftung Warentest: „Handbuch Medikamente", 4. neu bearbeitete und erweiterte Auflage, Berlin 2001

Liebe Leserin, lieber Leser!

Gesundheit ist möglich – und für jeden von uns machbar, mit einfachsten Mitteln direkt aus dem Heilgarten der Natur. Überzeugen Sie sich selbst: Unsere Rat-Geber sind • lebenspraktisch ausgerichtet und „zupackend", die Empfehlungen leicht und sofort • in Selbsthilfe eigeninitiativ zu verwirklichen. Zwischen geduldigen Worten und gesundmachender Tat klafft kein unüberwindlicher Abgrund, wie dies bei allzu theoretisch ausgerichteten Werken oft der Fall ist.

Verlag Ganzheitliche Gesundheit
Norbert Messing
Postfach 12 17
76 663 Bad Schönborn
Tel. (0 72 53) 37 18 / Fax 3 39 55
http://www.messing-vgg.de
E-Mail: info@messing-vgg.de

Informieren Sie sich! Wehren Sie sich!
Krankmacher JOD

Seit 1989 sind wir Versuchskaninchen in einem sehr riskanten Experiment: Die • **Kochsalzjodierung bringt schwere Gesundheitsrisiken** mit sich und • **macht erwiesenermaßen krank.** Verbraucherschutz existiert auf diesem Sektor nicht mehr:

Kritische Stimmen werden im Keim erstickt, • **„König Kunde" wird systematisch getäuscht.** Denn Jod-Zusätze sind seither • **selbst dann in vielen Produkten drin, wenn davon nichts auf der Packung steht.** Lesen Sie mehr über diesen • **verdrängten Lebensmittel-Skandal**d, damit Sie nicht Opfer einer leichtfertigen, unüberlegten Kampagne werden! In unserer Neuerscheinung erfahren Sie ganz konkret, wie Sie die Gefahren erkennen und mindern und wo Sie kompetenten Rat finden.

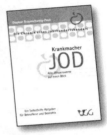

1. Auflage 2002, 64 Seiten

64 S., € 7,50 / ISBN 3-927124-40-0

„Revolution in der Naturheilkunde!"
Gesund und fit durch Ölsaugen

Die Ölziehkur kann bei ganz unterschiedlichen Krankheiten oft erstaunlich schnell helfen: Im Falle von Allergien und Augenleiden ebenso wie bei Kopfschmerzen/Migräne, Infektanfälligkeit, Rheuma (Arthritis, Arthrose) oder Zahnfleischerkrankungen sowie zahlreichen weiteren Leiden. Kaum eine andere Naturheilmethode • **entgiftet den Körper** so gründlich wie die Kur mit Sonnenblumenöl. Außerdem schützt sie sehr wirksam vor gefürchteten chronischen Leiden (Herz-Kreislauf, Stoffwechsel, Krebs u. a.).

In der Neuerscheinung erfahren Sie alles, was Sie für die erfolgreiche Anwendung brauchen. Mit aktuellen • **neuen Erkenntnissen** zu den Wirkungsweisen, einem • **Praxis-ABC der besten therapeutischen Öle**, Techniken wie der • **Ayurveda-Mundspülung** oder • **Aromatherapie.** Der Leser findet ausführliche Hinweise zur Behandlung einzelner Leiden, einschließlich spezieller Ölziehkuren zur zusätzlichen Intensivierung der Entschlackung und Entgiftung.

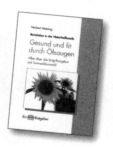

Neuerscheinung

78 S., € 11,50 / ISBN 3-920788-44-3

Gehirnnahrung & Fitness für die grauen Zellen
Geistig jungbleiben bis ins hohe Alter

Ein bekannter Ganzheitsmediziner offenbart hier das Geheimnis • **anhaltender geistiger Jugend** und zeigt, wie • **Gedächtnis, Konzentration** und **Intelligenz** dauerhaft erhalten oder gestärkt werden können.

Als wahre Lebenselixiere für das Nervensystem erweisen sich dabei • **natürliche Wirkstoffkomplexe,** die auch das wirksamste Mittel darstellen, um schweren Formen von Hirnleistungsstörungen vorzubeugen (Demenz, Alzheimer Krankheit). Bemerkenswerte, geradezu beispielhafte klinische Versuche, die mit solchen „Geheimrezepten" bereits vor Jahrzehnten unternommen wurden, haben hierzu erstaunliche – zwischenzeitlich leider vergessene – Erfolge erbracht. Mit Hinweisen zu geeigneten Methoden des „Hirn-Joggings" und einem • **„Lexikon der gehirnaktiven Bio-Substanzen und Lebensmittel".**

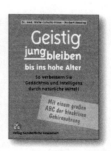

128 S., € 9,20 / ISBN 3-927124-06-0

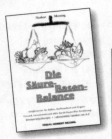

Entsäuerung = Verjüngung & Heilung
Die Säure-Basen-Balance

Macht • Übersäuerung krank? Wie lassen sich die entsprechenden Risiken sicher erkennen und meistern? Hier erfahren Sie von ganz überraschenden Möglichkeiten der • Lebensverlängerung durch Entsäuerung. Praktische Tipps zur effektiven Schutzkost in Form einer von jedem leicht zu praktizierenden • Basen-Plus-Ernährung schließen sich an. Umfassende Tabellen geben Auskunft zum Säure- und Basengehalt aller üblichen Lebensmittel, und zwar auf der Grundlage • neuester Analysewerte!

In der 3. Auflage ausführlich beschrieben: Warum praktisch alle chronischen Leiden heilbar sind. • Azidose-Therapie konkret: Entsäuerung nach Dr. med. Renate Collier.

3. Auflage
80 S., € 7,70 / ISBN 3-927124-22-2

„Wunderwaffe Vitamin C"
Das praktische Handbuch zum Vitamin C

Vitamin C ist eine ganz einzigartige „Superwaffe" der Natur im täglichen Ringen um unseren wertvollsten Besitz: die Gesundheit. Der Ratgeber zeigt Ihnen, wie Sie die geradezu wundersame Wirkung des Stoffes konkret und sofort für Ihr Wohlergehen nutzen und • Ihr Immunsystem nachhaltig kräftigen können (z. B. gegen Krebszellen, Bakterien oder Viren). Der Leser erfährt, wie er • sich vor gefährlichen Schadstoffen zu schützen vermag (z. B. Schwermetalle oder Chemikalien und Radioaktivität). Es wird darüber hinaus gezeigt, dass es möglich ist, • jugendliche Frische auch im Alter zu bewahren und seine geistige und körperliche Spannkraft und Flexibilität ohne Einbußen zu erhalten. • „Wer meint, er weiß genug über Vitamin C – der irrt!"

3. Auflage
80 S., € 7,70 / ISBN 3-927124-14-1

Reinigung bis in die letzte Zelle
Die Praxis der Entschlackung

Das grundlegende Buch behandelt ganz zentrale Fragen: • Wie reinigen wir das Zellgewebe des Organismus und erlauben einen ungestörten Nähr- und Wirkstofftransport? Wie schaffen wir aktiv jene Voraussetzungen, die es unserem • Immunsystem erlauben, seine vielfältigen Schutzfunktionen schlagkräftig zu entfalten?

Hier nur einige Stichworte aus dem Inhalt: Die wichtigsten Entschlackungskuren. • Säfte, Kräuter, Wildpflanzen. Heilkräuter und ihre reinigenden Wirkungen. • Säure-Basen-Haushalt. Die Bedeutung des • Chlorophylls. Säfte-Cocktails für alle Lebens- und Problemlagen. • Tagesprogramme für Entschlackungskuren...

2. Auflage
80 S., € 7,70 / ISBN 3-927124-18-4

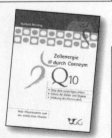

Großer Schritt in Richtung Gesundheit
Zellenergie durch Coenzym Q10

Kaum ein anderer Wirkstoff hat in den vergangenen Jahren soviel Furore gemacht wie das • „Herzwunder Q10". Nach zwei Jahrzehnten intensiver Forschung verbindet man damit die allergrößten Hoffnungen. Prof. Karl Folkerts, einer der weltweit führenden Experten urteilt: • „Q10 als Anti-Alterungsmittel könnte ein großer Schritt für die Menschheit sein!"

In diesem neuen Ratgeber erfahren Sie alles Wissenswerte zum erst sehr spät entdeckten • neuen Vitamin Q10, einem Spurenstoff aus der Gruppe der Coenzyme. Es hat sich gezeigt, dass diese besondere Substanz für die Arbeit des Herzens unerlässlich ist und die Zellen mit jener Energie beliefert, die sie vor Funktionsverlusten und vorzeitigem Verschleiß schützt.

9. Auflage 2003, 32 Seiten
€ 4,35 / ISBN 3-927124-19-2

Sensationell einfach – sensationell gut
Zilgrei – Aktiv gegen den Schmerz!

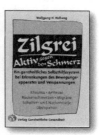

Zilgrei ist ein neuartiges, so einfaches wie wirkungsvolles Selbsthilfesystem bei Schmerzen aller Art (von Rheuma, Bandscheiben bis Migräne). Die Methode kombiniert bestimmte • **therapeutische**, dem Schmerz entgegengesetzte **Bewegungen** mit einer speziellen • **Tiefenatmung**. Beides zusammen verbessert u. a. die Sauerstoffversorgung der erkrankten Organe und erleichtert damit den • **Abtransport von Stoff-wechselschlacken**. Gelenke und Gewebe können sich erholen, reinigen, regenerieren. • **Zilgrei hat sich in vielen Fällen bewährt, wo andere Maßnahmen versagten**. Das vorliegende Buch wird vom ZDF und der Stiftung Lesen ausdrücklich empfohlen!

3. Auflage
64 S., € 7,20 / ISBN 3-927124-12-5

Heilung des Körpers durch Sanierung seiner „Wurzel"
Das große Buch der Darmreinigung

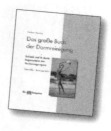

Der vorliegende neue Ratgeber bietet das • **komplette Programm zur Sanierung und Regeneration des Darmes**. Sie lernen darin • **alle bewährten Methoden** kennen (Ayurveda, Heilfasten, Mayr, Molkefasten, Colon-Cleaning nach Gray/Anderson, Heilerde-Anwendungen u. a.) und erfahren viele hilfreiche • **Heil-kräuter-Rezepte** – und dies alles zur • **sofortigen Selbsthilfe**. Ein Buch mit 1000 Tipps, Anregungen, Bezugsquellen sowie zahlreichen wertvollen Hinweisen zur • **Überwindung schwerer chronischer Leiden** sowie zum • **Aufbau einer optimalen Darmflora in Eigenregie** durch besondere, selbst bereitete milch-saure Getränke. Ein weiteres Glanzlicht: Vorstellung von • **zahlreichen Bauch-Selbstmassagen** in Wort und Bild! Natürlich ausführlich behandelt: • **Colon-Hydro-Therapie**, Einlauf, salinische Wässer, Lein- und Flohsamen und Geheimtipps wie Kurkuma, Konjacmehl, Yucca und anderes mehr.

Neuerscheinung
150 S., € 14,50 / ISBN 3-920788-42-7

Eine segensreiche Symbiose
Die Darmflora

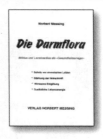

Der moderne Lebensstil schädigt vor allem unsere Verdauung und die ungemein wichtige • **Darmflora**. Hieraus resultieren verschiedene Gefahren (Rückvergiftung aus dem Darm, Krebs, Immunschwäche, Leberschädigungen). Um diesen vorzubeugen, müssen wir die • **Milchsäurebildner** (Bifidus-Arten, Lakto-bazillen) des Darms durch unterstützende Maßnahmen fördern. Die symbiotischen Darmbakterien werden dadurch zu • „**Gesundheits-Erregern" und Schutzfaktoren ersten Ranges**. Hier lesen Sie, was wir dabei gesundheitlich gewinnen und wie wir das Wissen praktisch in die Tat umsetzen können. Neu und praktisch: Mit einem kleinen „Einkaufsführer" für besonders nützliche symbiosefreundliche Verdauungshilfen.

3. Auflage
32 S., € 4,35 / ISBN 3-927124-25-7

Unterschätzt, aber folgenreich:
Milchallergie!

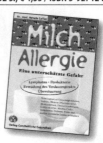

Milch macht viele Menschen krank. Ihr Verzehr fördert ganz früh schon das Auftreten von • **Kinderkrank-heiten** und führt später dann u. a. zu • **Verdauungsstörungen**, • **Nahrungsmittel-Unverträglichkeiten**, • **Allergien**, • **Ekzem**, • **Neurodermitis**, • **Asthma**. Die • **Lymphe** wird zähflüssig und **staut sich**. Dadurch kann der Körper nicht mehr entgiftet und entsäuert werden. Warum dies so ist und was wir tun können, um Risiken zu vermeiden, erfahren Sie in dem neuen Ratgeber einer erfahrenen • **Naturheilärztin und Entsäuerungsspezialistin**.

64 S., € 7,20 / ISBN 3-927124-29-X

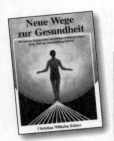

So bleiben Sie jung an Körper und Geist
Neue Wege zur Gesundheit

Das Buch behandelt zentrale Problemfelder des Organismus. Beispielsweise: Wie bremst man den • Alterungsprozess der Körperzellen? Der • präzise funktionierende Darm: ein solides Fundament, um länger jung, gesund und vital zu bleiben. Welche speziellen • Heilwirkungen haben die einzelnen • Gemüse, Obst-, Getreide- und (Wild-) Kräutersorten? Darüber hinaus enthält der Ratgeber zahlreiche Tipps bei Verdauungsstörungen und Kostumstellung, führt nützliche • natürliche Enzymquellen auf und beispielsweise auch 21 pikante und • symbiosefreundliche Rezepte zur Regeneration der lebenswichtigen Darmflora! Der Autor ist Leiter eines Gesundheitszentrums und bildet seit Jahren als Dozent Gesundheits- und Ernährungsberater aus.

gebunden
196 S., € 13,50 / ISBN 3-927124-13-3

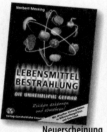

Krank durch Strahlenkost?!
Lebensmittel-Bestrahlung

Radioaktiv bestrahlte Lebensmittel gibt es bei uns bereits in den Geschäften – mit stark steigender Tendenz. • Schadet solche „Strahlen-Kost" dem Konsumenten? Vieles spricht dafür. Hier erfahren Sie den Stand der unschönen Dinge und • wie Sie sich sofort und in Zukunft effektiv schützen können. Dies gilt auch im Hinblick auf • Mikrowellen (-Geräte) und • Gen-Food. Mit vielen Adressen und einer großen • Übersicht zu Bestrahlungsanlagen und den zahlreichen • bestrahlten Erzeugnissen (von Gewürzen, Gemüsen und Früchten bis Garnelen und Fleisch).

Neuerscheinung
128 S., € 9,20 / ISBN 3-927124-32-X

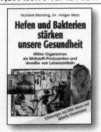

Von Probiotika und „heilenden Keimen"
Hefen und Bakterien stärken unsere Gesundheit!

Wussten Sie, dass viele chronische Leiden in einem abwehrstarken Körper keine Chance haben, und dass bestimmte Mikroorganismen für • „Immunität", Unverletzlichkeit sorgen können? Wussten Sie, dass Hefen bei Mykosen (Pilzerkrankungen) helfen? Wussten Sie, dass es bei den Lebensmitteln ein „probiotisches Prinzip" (= für das Leben statt „Antibiotika" = gegen das Leben) gibt? Innerhalb einer solchen hochwirksamen Schutzkost gegen Herzinfarkt, Krebs, Allergien u. a. spielen • fermentierte Lebensmittel (Milchsäurebakterien, Hefen) eine besondere Rolle. Alles Wissenswerte dazu – praktisch ausgerichtet und allgemeinverständlich geschrieben – erfährt der Leser im vorliegenden Ratgeber.

2. Auflage
150 S., € 11,80 / ISBN 3-927124-17-6

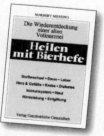

Die Wiederentdeckung einer alten Volksarznei
Heilen mit Bierhefe

Bierhefe erweist sich als • Gesundheitsförderer der Extraklasse und gilt als „größte Entdeckung der Ernährungsforschung" – als der • „Wirkstoffmulti" der Natur schlechthin (Vitamine, Enzyme, Spurenelemente, Cholin, Glutathion u. a.). Die Erfahrungen der Medizin sind beeindruckend – ob es nun um • Lebererkrankungen, Diabetes, Herz-Kreislaufleiden, Störungen der • Geistestätigkeit oder den • Schutz vor Umweltgiften geht. Bierhefe zeigt sich als hilfreich bei • chronischen Verdauungsbeschwerden, • Hauterkrankungen, • Hämorrhoiden, und Forschungen deuten sogar auf ausgeprägte • krebsfeindliche Wirkungen hin.

Das Buch erklärt anschaulich und allgemeinverständlich, • wie man die Vorzüge des bemerkenswerten Einzellers optimal und ohne großen Aufwand in der täglichen Ernährungspraxis nutzen kann!

6. Auflage
100 S., € 9,20 / ISBN 3-927124-01-X

Den Körper entsäuern & entgiften
Die Acidose-Selbstmassage

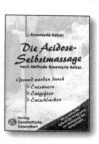

Die Entsäuerung,Entgiftung, • **Entschlackung des Säftesystems** unseres Körpers weist einen naturge-mäßen, ursächlichen Weg zur Gesundung,Vitalisierung und zu höheren Stufen des Wohlbefindens. Ein wertvolles und neuartiges Hilfsmittel zur „Klärung der Körpersäfte" stellt die • **Acidose-Selbstmassage** dar. Der Ratgeber enthält ein • **vollständiges Programm** an erprobten und bewährten Übungen – alles anschaulich mit Abbildungen präsentiert und für die sofortige Umsetzung in die Lebenspraxis bestens geeignet. Eigene Kapitel erläutern die Gründzüge und • **Bedeutung des Säure-Basen-Haushaltes** und eines • **intakten Lymphsystems** für unser persönliches Gesundheitsschicksal. Denn eine wirkungsvolle Entgiftung verhindert zuverlässig chronische Leiden und vorzeitiges Altern.

1. Auflage

56 S., € 9,20 / ISBN 3-927124-36-2

Großer Gewinn durch kleinen Verzicht
Fit durch Fasten!

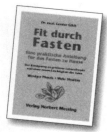

Die aktuelle Neuerscheinung vermittelt alles, was Sie wissen müssen, um eine Fastenkur in Eigenregie erfolgreich und ohne Risiko durchführen zu können. Wichtige Fragen werden vorab geklärt: • **Für wen ist Fasten geeignet? Bei welchen Krankheiten?** Schritt für Schritt erfährt der Leser, wie er vorzugehen und was er zu besorgen hat. Ausführlich wird das bislang vernachlässigte Kapitel • „**Fasten und Entsäuerung"** behandelt, ebenso die • **äußere und innere Reinigung** und schließlich auch das richtige Fastenbrechen. Bewährte • **Rezepte**, Hinweise auf nützliche • **Heilkräuter** sowie die besten • **Fastengetränke** und anderes mehr runden den Ratgeber ab. Der Autor ist ein erfahrender Arzt und Fastenleiter.

1. Auflage

48 S., € 5,20 / ISBN 3-927124-31-1

Nur aus reinen Brunnen schöpfen wir Kraft
Das kleine Handbuch vom gesunden Wasser

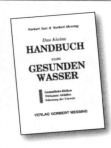

Wasser ist das „Beste aller Dinge" für unsere Gesundheit – doch sind seine Quellen heute oft durch Schadstoffe (Chlor, Nitrat) getrübt. Der neue Ratgeber bietet hier eine Bestandsaufnahme und zeigt beispielsweise, wie • **krebserzeugende Nitrosamine** und • **krankmachende Schwermetalle** vermieden werden können. • **Mineral- und Heilwässer** sowie verschiedene • **Filter-Reinigungssysteme** stehen auf dem Prüfstand. • **Tipps zum Wassersparen** und ein • **umfangreicher Adress-Service** zum sogenannten • **belebten Wasser** nach Schauberger, Grander u. a. runden das Handbuch ab.

1. Auflage

40 S., € 5,20 / ISBN 3-927124-28-1

Mit Rohkost ursächlich und ursprünglich heilen!
Die Gänseblümchen-Therapie

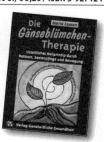

Die Gänseblümchen-Therapie bietet ein • **Selbsthilfe-Programm** zur eigenverantwortlichen Erneuerung unserer meist angeschlagenen Gesundheit. Mittel dazu sind die • **unverfälschten, reinen Gaben der Natur**, also Früchte, grüne Blätter, Wild-, Gewürz- und Heilpflanzen, Nüsse... Nur sie bewahren unsere Lebenskräfte oder stellen diese wieder her. Der Leser erhält exakte Anleitungen zu allen praktischen Fragen der Rohkost sowie • **Anregungen für ein rundum „natürliches und gesundes" Leben** (Urbewegung; geistige Gesetze für Zufriedenheit und Ausgeglichenheit u.a.). Die Gänseblümchen-Therapie repräsentiert das • **eigentliche Heilungsprinzip der Natur**. Wenn wir dem Körper nämlich Raum geben, seine Selbsthei-lungskräfte zu entfalten, tun sich auch in scheinbar hoffnungslosen Fällen ganz real neue Perspektiven auf.

96 S., € 8,50 / ISBN 3-927124-38-9

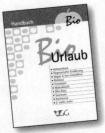

1. Auflage 2003
68 S., € 6,50 / Großer Adressenteil!

Gesunde Ernährung auf Reisen
Handbuch Bio-Urlaub

In diesem neuen Rageber finden Sie gute Adressen für • **Urlaub mit Vollwertkost, Rohkost oder Makro-biotik, vegetarischer Ernährung (auch vegan), Trennkost, Bruker-, Waerland- und Schnitzerkost.** Eigene Kapitel informieren Sie über die Möglichkeiten, im Urlaub • **Gesundheits-Seminare** oder • **Voll-wert-Koch- & Backkurse** zu besuchen. Außerdem finden sich darin Hinweise zu • **allergikerfreundlichen Unterkünften** und eine umfassende Aufstellung von • **Spezial-Reiseveranstaltern** für bewusstes Reisen.

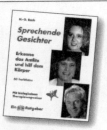

gebunden
221 S., € 22,50 / mit vielen Farbfotos

„Erkenne das Antlitz und hilf dem Körper!"
Sprechende Gesichter

Als Standardwerk, das immer zur Hand sein sollte, hat man das Buch nach Erscheinen bezeichnet und gefeiert. Die • **Antlitzmethode** erleichtert es jedermann, Einblicke in Veranlagungen, Seelenleben des Gegenübers (auch in Gestalt des Spiegelbildes) zu gewinnen. Sie ermöglicht es uns vor allem, • **Krank-heiten auf einen Blick zu erkennen.** Viele Farbfotos schulen den Leser und Betrachter sehr anschaulich und lebensnah in dieser Fertigkeit. An die daraus resultierenden Diagnosen schließen sich aber auch noch • **konkrete biologische Therapie-Empfehlungen** eines namhaften Naturheilkundlers an.

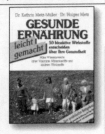

gebunden
104 S., € 11,80 / durchgehend farbig

50 „Bioaktive Substanzen" im Überblick:
Gesunde Ernährung leicht gemacht!

Hier erfahren Sie alles Wesentliche über die wichtigsten • **50 bioaktiven Substanzen**, aus denen sich Wohl-befinden und Lebensfreude aufbauen. Die ganze Garde an • **Schutz- und Wirkstoffen** ist vertreten: Vitami-ne, Mineralstoffe, Spurenelemente und eine Vielzahl ebenso kostbarer Wertspender wie Coenzyme, Cholin, L-Carnitin, Lecithin, Milchsäure... Alle werden übersichtlich tabellarisch vorgestellt, mit Hinweisen auf die gehaltvollsten Lebensmittel, • **praktischen Einkaufstipps** und Ratschlägen zur • **Ernährungsumstellung.**

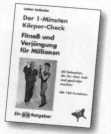

Neuauflage
80 S., € 10,20 / mit gr. Übungsposter

Fitness und Verjüngung für Millionen
Der 1-Minuten Körper-Check

Fernsehsender holten den Autor vor die Kamera, und eine große deutsche Tageszeitung schrieb: „Sportärzte sind begeistert vom • **1-Minuten Körper-Check**, den der 65jährige Lothar Boländer entwickelt hat. Sein Programm ist so gut, dass es jetzt als Buch erschienen ist". Mit 48 Jahren hoffnungslos erkrankt, beschloss er, ein neues Leben zu beginnen und verordnete sich den • **1-Minuten Körper-Check**, den er selbst entwickelte. Eine • **Verjüngungskur**, die ihn bald topfit und sogar zum Drachenflieger machte! Das Buch enthält • **103 farbige Abbildungen** und ein • **großes Übungsposter.**

Geheimrezepturen für „ewige Jugend"
Die Basenpulver

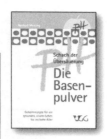

Sie gelten bei Insidern als echte Geheimtipps und „Wundermittel": Spezielle • **Pulver aus basischen Mineralstoffen**, die im Körper schädliche Säuren binden. Denn angehäufte Stoffwechsel-Schlacken blockieren nicht nur die Zellversorgung und lassen uns • **vorzeitig altern.** Sie bereiten auch den Boden für Krankheiten aller Art, angefangen bei • **Krebs, Rheuma, Diabetes** bis zu • **Herzinfarkt und Schlaganfall** sowie vielfältigen • **Unverträglichkeits-Erscheinungen oder Depressionen.** In unserer Neuerscheinung erhalten Sie erstmals eine • **Übersicht zu den momentan verfügbaren** „Elixieren für Jugend und Vitalität". Außerdem können Sie ganz konkret und praktisch • **Rezepte zum Selbermischen** entsprechender Pulver nachlesen. Ausführliche Hinweise zum Säure-Basen-Haushalt und den • **Möglichkeiten der Entsäuerung durch eine geeignete Ernährung** runden den Ratgeber ab.

1. Auflage 2003

64 S., € 7,20 / ISBN 3-927124-41-9

Verschlüsselte Körperbotschaften erkennen
Sinn der Krankheit

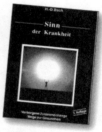

Dem Wissenden, der genau hinzuschauen gelernt hat, offenbaren sich gerade im Falle von körperlichen Leiden unerhört wertvolle • **verborgene Sinn-Zusammenhänge**. Die Entschlüsselung dieser geheimen Botschaften bietet ein vollständiges • **Programm für die Heilung vielfältiger belastender Krankheiten**, egal welcher Art oder Ursache. Der Autor des Ratgebers, ein renommierter Naturheilkundler, weist hier präzise nach, warum bestimmte • **negative Gefühle ein ganz spezielles Organ erkranken lassen**. Er zeigt aber auch auf, welche positiven Empfindungen die Organe wieder gesund machen und ergänzt dies durch ausführliche • **naturmedizinische Behandlungsempfehlungen**.

3. Auflage

232 S., € 15,50 / Standardwerk!

Sich besser fühlen durch Fingerdruck
Japanisches Heilströmen

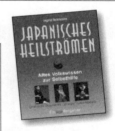

Das • „**Heilströmen**" hat nichts mit Elektrizität aus der Steckdose zu tun. Das Geheimnis dieser uralten fernöstlichen Methode sitzt vielmehr • **in besonderen Energiepunkten** unseres Körpers. Was Sie im Fall einer Befindlichkeitsstörung brauchen – ob nun bei Schmerzen oder Erkältungen – sind nur Ihre eigenen Finger. Schon nach wenigen Tagen Anwendung fühlt man eine deutliche • **Vitalisierung**. Oder man wendet das Heilströmen zur allgemeinen Kräftigung und innerhalb einer • „**energetischen Hausapotheke**" bei allen akuten Problemen an. Ingrid Schlieske, die das Heilströmen seit langem praktiziert, bestätigt: • „**Ich fühle mich heute mit meinen 60 Jahren doppelt so gut wie vor 20 Jahren!**"

gebunden, 217 Seiten

€ 22,50 / viele farbige Abb.

ABC der Aromen und Heil-Essenzen
Im Garten der Düfte

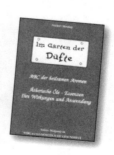

In diesem übersichtlichen Werk erfahren Sie alles über die Möglichkeiten • **heilsam-balsamischer Duftöle** für alle Lebenslagen, für kranke und gesunde Tage, Körper und Seele.

Aus dem Inhalt: Was sind „ätherische Öle" oder „Essenzen"? Hauptwirkungsweise der Duftöle, Duftöle in der Anwendung (Inhalation, Massage, Einnahme, Duftlampe), • **Therapie mit Aromen**, großes • **Lexikon der Duftöle** (von Anis bis Zypresse).

80 S., € 7,70 / ISBN 3-927124-20-6

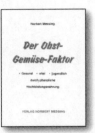

Motto fürs neue Jahrtausend: „Fit mit Früchten!"
Der Obst-Gemüse-Faktor

Die Medizin ist dem Geheimnis jener Stoffe auf der Spur, die • **Gesundheit erzeugen** und dadurch • **wirksamer als alle Arzneien** vor Herzinfarkt, Krebs, Stoffwechselstörungen, Rheuma, (Nahrungsmittel-) Allergien, Leistungsverlust im Alter schützen. Die Stoffe haben viele Namen (z. B. Flavonoide, Steroide), ihre Quelle ist jedoch leicht zu benennen: vornehmlich besondere Früchte aus Feld und Flur. Wie Sie diesen lebensrettenden • **Obst-Gemüse-Faktor** am besten für Ihr persönliches lebenslanges Fitnessprogramm nutzen können, erfahren Sie kompakt und gut lesbar in diesem kleinen Erfolgstitel.

3. Auflage

32 S., € 4,35 / ISBN 3-927124-24-9

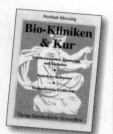

Das Standardwerk in neuer, aktualisierter Auflage
Bio-Kliniken & Kur

Vorstellung von mehr als • **700 Krankenhäusern, Ganzheitskliniken, Kurheimen, Hotels und Pensionen** mit Naturheilweisen und alternativen Kostformen, ob nun Vollwertkost, Trennkost oder vegetarische Ernährung aus Bio-Anbau. Jeweils mit • **Heilanzeigen** (Herz-Kreislauf, Bewegungsapparat, Allergien, Stoffwechsel usw.). • **Lexikon naturmedizinischer Fachbegriffe**. • **Wer trägt die Kosten** für stationäre Behandlungen? Mit Hinweisen auf besondere, • **ungewöhnliche Therapieformen** (Gerson-Diät, Breuß, Rohkost-Heilfasten und vieles andere mehr). Ausführliche Tipps für den • **Gesundheits-„Kurlaub"** unter anderem mit Seminaren (von gesunder Vollwertküchenpraxis bis Reiki, Yoga, Ayurveda u. ä.).

4. stark erweiterte Auflage

240 S., € 12,30 / ISBN 3-927124-03-6

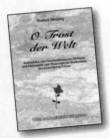

Nahrung für die Seele
O Trost der Welt

Ein ermunterndes, ermutigendes Geschenk für sich und nahestehende Menschen. Das kleine Buch gibt • **wertvolle Gedanken** aus Dichtung und praktischer Philosophie zu den wirklich bedeutenden Fragen unserer Existenz weiter. Sie verleihen • **seelische Kraft und Stärke**, helfen dabei, seine Tage gelassener, freudvoller zu verbringen und zur • **wahren Lebenskunst** zu finden. Die behandelten Themen sind zeitlos: Liebe, Heimat, Natur, Glück, Gesundheit, Achtsamkeit, Beruf(ung), menschliche Bestimmung, Suchen und Glauben...

Den kleinen Ratgeber durchs gelegentlich verschlungene (Gefühls-) Labyrinth des Lebens gibt es zum • „Geschenk-Staffelpreis": Grundpreis € 5,20. Bei Abnahme von 2-4 Expl. à € 4,10. Ab 5 Expl. à € 3,60. Bei Bestellung von 10 Expl. kostet ein Buch nur € 3,10.

Beachten Sie die Staffelpreise!

56 S., € 5,20 / ISBN 3-927124-21-4

Liebe Leserin, lieber Leser!

Gesundheit ist möglich – und für jeden von uns machbar, mit einfachsten Mitteln direkt aus dem Heilgarten der Natur. Überzeugen Sie sich selbst:

Unsere Rat-Geber sind • **lebenspraktisch ausgerichtet** und „zupackend", die Empfehlungen leicht und sofort • **in Selbsthilfe eigeninitiativ zu verwirklichen**. Zwischen geduldigen Worten und gesundmachender Tat klafft kein unüberwindlicher Abgrund, wie dies bei allzu theoretisch ausgerichteten Werken oft der Fall ist.

Verlag Ganzheitliche Gesundheit – Norbert Messing

Postfach 1217 · 76663 Bad Schönborn · Telefon (07253) 37 18 · Fax (07253) 3 39 55

http://www.messing-vgg.de · E-Mail: info@messing-vgg.de